第一时间
你要比"120"更快

Di-yi Shijian Ni Yao Bi "120" Geng Kuai

主 编 石泽亚 祝益民

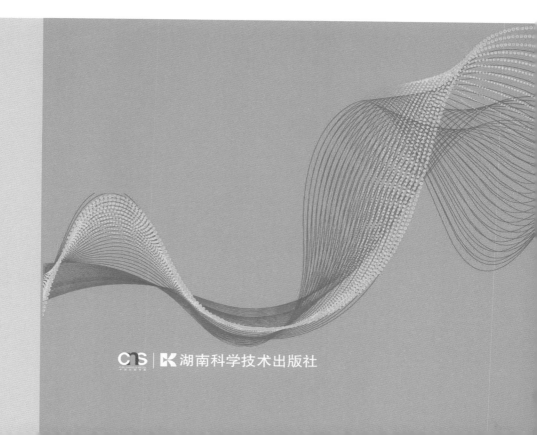

湖南科学技术出版社

《第一时间——你要比"120"更快》编写委员会

前 言
preface

随着我国经济社会的不断发展，社会生产力和科学技术的高速发展带来的突发急症、意外事故、自然灾害以及社会突发事件等导致的伤、残、死，也在严重危害着人民的生命和健康。现代救护强调在伤病突发的第一现场，由第一目击者在第一时间做出迅速、正确的反应，简称为"三个一"，是有效实施初步紧急救护措施的基础，其目的是挽救生命、控制病情恶化、减轻伤残和痛苦，争取进一步救治的机会，以达到急救成功的目的。

时间就是生命，在事故发生后的几分钟、十几分钟，是抢救危重伤员最重要的时刻，医学上称为"救命的黄金时刻"。在此时间内，抢救及时、正确，生命有可能被挽救；反之，生命丧失或病情加重。这就要求第一目击者能在第一时间对伤病员实施及时、有效的初步救护，从而挽救生命、大幅度地减轻伤残和痛苦、提高急救成功率、降低院前死亡率。绝大多数情况下，当遇到生命受到威胁的伤病员时，在场的第一目击者往往不是急救专业人员，而是其他人员。然而，这些人可能并没有掌握基本的急救技能，不会在第一时间施救，而等到急救专业人员赶到现场时，伤病员往往错失了急救的最佳时机。因此，即使医生的水平再高、医院的设备再好，也是鞭长莫及。其次，他们若将伤病员不做初步处理就直接运送到医院，甚至使用错误的方法将伤病员运送医院，还有可能加重伤情和病情。因此，普及第一时间急救知识至关重要。

现场急救不仅是一种高尚的行为，更是一门科学，不同于普通的医疗知识，它要求我们除了掌握一定的医学常识，还必须具备相应的技能操作能力。

第一目击者只有学习和掌握了相应的急救知识和技能，才能第一时间在急救现场临危不乱，泰然处之。现场急救的普及已经成为一个国家、民族、城市文明的标志之一，全面提升公众急救知识技能水平，对提升国民的健康素养、实现健康中国的战略目标具有重大的意义。鉴于此，湖南省人民医院、湖南省急救医学研究所组织专家编写了《第一时间——你要比"120"更快》，以指导更多的民众参与现场救护，挽救更多的生命。

本书从非医务人员的视角着手，以满足普通民众需求为目标，风格简明实用，内容浅显易懂、文字通俗流畅，采用图文并茂的形式直观形象地将第一时间现场救护知识和技能进行了分类介绍。内容包括概述、心搏骤停、气道梗阻、创伤第一时间急救、意外伤害第一时间急救、心脑血管疾病第一时间急救、常见突发疾病第一时间急救七个章节。本书不仅可以作为高等学校、各类应急救护培训机构现场救护培训教材，也可作为社会公众自学科普读本，可以帮助学习者快速地掌握第一现场救护的知识与技能。

本人期望有更多的民众来学习现场救护知识与技能；期望更多的卫生健康行政主管部门、群众团体和企事业单位能够着力组织加入现场救护知识与技能普及培训；期望本书能在推动公众急救知识与技能普及中发挥积极的作用，帮助广大读者学习和掌握第一现场急救知识与技能，以便在伤病和意外事件发生时能伸出援手，挽救更多的生命。

目 录
contents

第一章 概　述

第一节　现场救护"三个一"理念

现代救护强调在伤病突发的第一现场，由第一目击者在第一时间做出迅速、正确的反应，可简称为"三个一"。它是有效实施初步紧急救护措施的基础，其目的是挽救生命、控制病情恶化、减轻伤残和痛苦，争取进一步救治的机会，以达到提高急救成功率的目标。现场救护是急诊医疗服务体系（EMSS）极为关键、不可替代的首要环节。因此，"三个一"就成为大众救护与培训时需把握的核心。

一、"三个一"的内涵

（一）第一个"一"　伤病突发的第一现场

80%以上的心搏骤停发生在医院外，40%以上死于发病后 15 min，抢救时间早 1 min，成功率将上升 10%。心搏骤停 4 min 内，抢救成功率约 50%；心搏骤停 6 min 内，抢救成功率约 10%；超过 6 min 后，成功率仅为 4%；超过 10 min 的，抢救成功率几乎为 0。美国每年心脏猝死占 36%，其中 80% 发生在家中，抢救生存率 26.3%。欧美国家应用现场心肺复苏技术（CPR），每天有 100 多人幸免于死，猝死人员如能在现场及时进行心肺复苏，有 35%～40% 可以挽救生命。我国每 10 s 就有一个人因心脑血管疾病死亡，每年 54 万人死于猝死，抢救成功率不足 1%。全球每年因交通事故致伤约 1500 万人，致死约 70 万人。在我国，每年各类伤害发生约 2 亿人次，占全年居民患病就诊总人次数的 40%，死亡人数逾百万人，占死亡总人数的 9% 左右，是继肿瘤、心血管疾病、脑血管疾病之后的第四位重要死因。最为常见的伤害主要有：交通运输伤害、自杀、溺水、中毒、跌落等，占全部伤害死亡的 70% 左右。死亡及伤残人群 75% 是青壮年，最主要的原因是交通伤害。

（二）第二个"一" 具有现场救护能力的第一目击者

"遇事都依赖专业人员"是当今绝大多数人的强势理念。这种思维延伸现场救护时，也使人们将抢救患者的希望完全寄托于医护人员，或是想方设法呼叫专业人员到现场急救，将患者尽快送至医院。这种传统的现场救护观念，往往使患者丧失最佳的抢救时间。在发病、受伤的现场（如家庭、道路、工作和娱乐休闲场所等）最早几分钟、十几分钟对于抢救至关重要，医学上称为"救命黄金时刻"，每推迟 1 min 抢救，患者及伤者的病死率就上升 3%。然而，绝大多数情况下，在发病、受伤的第一现场，"第一目击者"不会是急救专业人员，几乎都是没有掌握基本急救技能的普通人，不会在第一时间进行施救。恰恰这些人最需要进行培训，了解和掌握一定的急救知识与技能十分重要。因此，进行"第一目击者"急救知识培训，在"救命黄金时刻"对患者实施及时、先进、有效的初步救护，可挽救更多生命，这是现代救护的新理念。

"第一目击者"英文是"First Responder"，原意是心搏骤停发生后，现场第一个做出反应并采取急救行动的人。这不专指医生，可以是患者身边的任何人。这个词起源于 20 世纪的西方欧美国家，它成为"志愿者"队伍中最重要的成员。主要是学习以救命为主的基本急救知识与技能，经过规范培训，通过考试后获得证书，就可以在现场对伤病患者进行救护工作，成为社区民众开展"自救、互救与他救"的重要力量。任何一个社会人都可能成为"第一目击者"，在发达国家，"第一目击者"已经达到城镇人口的 8∶1～15∶1，而我国真正训练有素的"第一目击者"不到 1%。

（三）第三个"一" 第一时间做出迅速正确的反应

疾病急性发作和意外伤害的发生情况各种各样，具体的最佳救治时效各不相同，救治时效的意义也不同，有的是决定生死的时效，有的是决定治疗效果的时效。研究认为，心跳呼吸骤停的黄金时间是 4～6 min，严重创伤有"铂金 10 分钟"和"黄金 1 小时"的说法，许多交通事故致死均发生在伤后 30 min 内。因此，若能在伤后 5 min 内给予救命性措施，伤后 30 min 内给予医疗急救，则 18%～25% 的患者生命可因此而得到挽救。脑卒中（中风）发生后的 3～4.5 h 是治疗的黄金时间，如果脑梗死在 3 min 内给予溶解血栓治疗，可以恢复部分功能。对于心肌梗死患者来说，时间就是生命，发病 1～2 h 能够得到及时有效的治疗，心肌未受到损伤，恢复后可以无任何后遗症。国外研究数据显示，延误时间每延长 30 min，患者的病死率增加 75%。肺栓塞发病 48 h 内最危险，严重者可发生心跳呼吸骤停。早期大量补液已被证实是预防挤压综合征相关急性肾衰竭（ARF）的最有效方法，如果补液不充分或延迟到受压 6 h 以后才开始补液，ARF 几乎不可避免。眼外伤得到确定性治疗的时间≤24 h 则并发症较少，感染率较低，且最好在伤后 6～8 h 内进行，才有可能不失明。食物中毒催吐的第一时间是 1～2 h 内，洗胃的第一时间为 6 h 内。

二、"三个一"如何有效实施

（一）有效开展"现场救护-第一目击者行动"主题活动

"第一目击者"现场救护水平可以体现一个国家、一个地区和一个城市的文明程度，鉴于上述"三个一"的重要性，我们倡导在全社会发起每年的 1 月 11 日作为开展"现场救护-第一目击者行动"活动日。强化"三个一"的社会认同，培育成为一个新的健康日。目的是向广大公众宣传现场救护的急救知识，开展以"现场救护-第一目击者行动"为主题的系列现场救护活动，普及急救技能，使更多的大众掌握现场抢救技术。

（二）建立"现场救护-第一目击者行动"联盟

现场救护是一项需要全社会广泛参与的公益事业，是反映社会文明程度的一个非常重要的标志。构建以急救专业部门为基础，来自各方面的志愿者共同参与的"现场救护-第一目击者行动"联盟迫在眉睫。其中应当包括急诊、急救相关单位和科室、各级各专业医疗单位、红十字会、各相关媒体、教育部门、社会团体、政府部门和志愿者等，从而搭建一个广泛、持久的培训与教育平台。通过这个平台，使人们心中根植"人人学急救，急救为人人"的理念与方法，在遇到突发状况的危急时刻，每一个"第一目击者"都能够勇于和善于伸出援手，科学有效施救。让爱心与技能融会贯通，用行动为社会贡献自己的一分力量。

第二节　第一时间急救的意义

现场救护是指在事发的现场，对伤员实施及时、有效的初步救护，是立足于现场的抢救。应急救援的一项重要任务，就是能够第一时间对发生事故的正确处理和对人员的及时有效救护。在现场救护中，人们常常将抢救急危重症、意外伤害伤员的救治寄托在医院和专业的医护人员身上，缺乏对能第一时间在现场救护伤员的重要性和可实施性的认识。这种传统的观念，往往使处在生死之际的伤病员丧失几分钟、十几分钟最宝贵的"救命的黄金时刻"。在现场救护中最有效的救治人员往往是"第一目击者"，其能够第一时间对伤病员实施正确的急救措施。

一、第一时间不懂急救酿成人间惨剧

2016 年 4 月 2 日，搜狐新闻报道了一则新闻《宝宝舔充电头被电击身亡真相》，文中介绍了生活中我们每一个人都可能会犯的错误。跟平时一样，妈妈去厨房做饭，把孩子独自放在房间里玩耍，小孩调皮，对手机充电器产生了兴趣。这时充电器还是连接电源的，孩子刚开始只是用手甩来甩去，后来就开始用舌头舔来舔去，他好奇地用舌头舔到了充电的末尾处，瞬间悲剧发生了，其口部直冒烟，全身瞬间成了焦状。当母亲做完饭回到房间时，已经晚了。

2018 年 5 月 30 日，网易新闻有这样一则报道《东莞男子出租屋洗澡被电击身亡　家属索赔 50 多万》。文中提到：2017 年 5 月，袁某从梅州来到东莞，借住在老乡陈某位于茶山镇的出租屋内。6 月的某天，袁某在出租屋内使用热水器洗澡时，发生触电，后经抢救无效死亡。

2018 年 6 月 2 日汉中新闻发表了一篇题为《汉中六旬女子与儿子儿媳上山游玩，遭私设电网电击身亡》的文章。文章中说：7 月 20 日，为了乘凉避暑，死者同家人一起前往双溪镇赖家寨遗址游玩。在晚上 8 时左右，游玩途中的死者突然倒地。通过手电筒发现死者身边有一根电线，旁边还有架起的竹竿。慌忙之中的家人四处寻求帮助，直到 40 min 之后才返回事故现场。

类似这样的新闻其实还有很多，如果你够仔细的话，可以从中得到一点共同点：死者从发生触电、心跳呼吸骤停到被及时抢救都有比较漫长的过程。而对于触电后心搏骤停的患者，第一时间实施高效的心肺复苏至关重要！

二、学会第一时间急救让伤病员起死回生

2016 年 8 月 13 日，新浪湖北以《触电男子心搏骤停　医生一路进行心肺复苏奇迹复活》为题报道了类似的一则故事。一名装修工人在作业时不幸被 220 V 的电流击倒，随即肢体抽搐、昏迷不醒，继而心跳呼吸停止。工友们发现后马上切断电源，寻求帮助。急救医生第一时间赶到，一路心肺复苏将其送进医院。送进医院时

患者嘴唇发绀、四肢冰凉，左手食指为电击伤入口，右胸部为出口，两处均有一绿豆大小电灼伤口。医院立即抢救，1 h 后，患者恢复自主心跳呼吸。

2017 年 8 月 30 日，网易新闻有一篇报道，题目是《小伙触电半小时后复活，父亲就地做心肺复苏》。一位 21 岁的在读大学生，假期帮助家里干活，却突然倒地不醒。随即小伙的父亲及时为他进行了心肺复苏，并且第一时间寻求帮助送往医院。20 min 后小伙被送至医院时，全院 30 多名医生正在急诊室旁准备参加医院的一项工程启动仪式，这为小伙的急救赢得了时间。30 多名内、外科医生全力抢救，静脉切开、抗休克等急救措施全都用上，十多分钟后，小伙的呼吸和心跳逐渐恢复。

2017 年 10 月 26 日，中国新闻网发布了题为《男子触电心搏骤停　护工路遇大喊：我来心肺复苏》的文章。一位刚从医院下夜班回家的护工师傅，途经集市时发现了一名因为触电而心跳呼吸骤停的男子。虽然当时围了很多人，但却只知道用掐人中这种方式来解救。护工师傅立刻挺身而出，阻止了家属错误的急救方法，为患者做了十多分钟心肺复苏。十多分钟后患者恢复了心跳、呼吸，紧接着被送进医院进一步治疗。这位护工师傅在医院里的主要工作就是运送手术室和急诊科患者，他说："几乎每天，我都能看到医生如何急救患者，什么样的患者需要什么样的急救。我都记在心里，没想到临场运用时还真起了作用。"

类似这样的新闻报道在网络上同样有很多，患者之所以能够起死回生，最重要的一点便是第一时间实施高效的心肺复苏！

三、第一时间急救的意义

某种意义上来说：对于院外心跳呼吸骤停患者来说，大多数人在被送进医院后，心肺复苏等抢救可能只是在宣布死亡前的一种仪式。因为他们错过了最佳的抢救时间，他们没有在第一时间得到高效的心肺复苏。

因此，第一时间急救的意义体现在以下几方面：

1. 挽救生命　通过及时有效的急救措施，如对心跳呼吸停止的伤员进行心肺复苏，以挽救生命。

2. 稳定病情　在现场对伤员进行对症、医疗支持及相应的特殊治疗与处置，以使病情稳定，为下一步的抢救打下基础。

3. 减少伤残　发生事故特别是重大或灾害事故时，不仅可能出现群体性中毒，往往还可能发生各类外伤，诱发潜在的疾病或使原来的某些疾病恶化，现场急救时正确地对伤病员进行冲洗、包扎、复位、固定、搬运及其他相应处理，可以大大降低伤残率。

4. 减轻痛苦　通过一般及特殊的救护安定伤员情绪，减轻伤员的痛苦。

第三节　黄金救治时间

时间就是生命，急救的黄金时间首先应先明确伤病员是因何种原因或疾病需要急救，病因不同，急救的黄金时间也不同。如果是心搏骤停，要开展心肺复苏，应该在心搏骤停后的 4 min 之内开展，即 4 min 之内就是抢救的黄金时间。如果是出血以及解除窒息、保持呼吸道通畅，抢救黄金时间是在 10 min 之内。如果是对休克患者进行抢救，一般情况下是在 30 min 内给予有效的控制和干预。如果是创伤，则要开展一些确定性的救命手术，即损伤控制手术，尤其是在处理胸腹以及盆腔的内脏损伤出血、严重的颅脑损伤等危及生命急症的时候，开展急救的黄金时间应该是在 1 h 之内。

一、心搏骤停的黄金急救时间是多久

心搏骤停的严重后果以秒（s）计算。心搏骤停 10～20 s，会出现意识障碍，突然倒地，昏迷；30 s，发生抽搐；60 s，自主呼吸停止；1～2 min，脑组织水肿，瞳孔固定；4 min，糖无氧代谢停止，一半脑细胞死亡；5 min，脑内 ATP 枯竭、能量代谢完全停止；6 min，神经元不可逆性损伤；8 min，脑死亡。每延迟 1 min 实施心肺复苏，抢救成功率会下降 10%。

因此，医学上把发生伤病后的前 4 min，称为急救 "黄金时间"，如果能有更多人掌握科学的救护知识，无疑会在挽救生命时抢得先机。据统计，每年全世界约有 350 万人死于事故造成的损伤，日常生活中的意外和暴力行为，受伤需治疗的人数为上述人数的 100～500 倍。而现场急救技能，可用于如交通事故大出血、休克、电击、溺水等情况，在 4 min 内如果能及时进行心肺复苏，一般都可救活，如果超过 8 min，救护的成功率只有 5%，超过 16 min 基本不能救活，而医院救护车是在接到电话后 5 min 内出车，按 15 min 后医护人员到达预计，多数情况下会错过救护患者最佳时间。

二、你必须知道的另外 5 个黄金救治时间

1. 急性心肌梗死　黄金抢救时间：2 h。

心肌梗死就是心脏的冠状动脉被血栓堵死了，一般需要植入支架来疏通血管，如果超过 1～2 h，心肌将会因缺血发生大面积坏死。

2. 脑梗死　黄金抢救时间：3～4.5 h。

脑梗死就是脑血管被血栓堵住了，需要及时溶栓，否则脑组织会因缺血而坏死，3 h 是抢救黄金期，若超过 6 h 再溶栓，很可能出现半身不遂的后遗症。

3. 气道异物　黄金抢救时间：4～10 min。

当异物卡喉，有些情况会阻塞气道，人无法获得氧气会出现窒息，数分钟内不及时抢救可能有生命危险。

4. 磕掉牙齿　黄金抢救时间：30～60 min。

牙齿受到外伤发生折断或脱出，对牙齿的血供、神经都产生损伤，需要及时把断齿黏上或重新植入，最好在 30 min 内及时处理，超过 1 h，牙齿存活的成功率会明显下降。

5. 手指离断　黄金抢救时间：6 h。

手指不慎离断，离体的手指失去供血易坏死，一般 6 h 内进行再植手术，断指成活率较高。

把握住黄金时间，就是把握住健康和生命。生活中随时可能发生意外，在危及生命的瞬间，救治需要争分夺秒，抢救的黄金时间关系着一个人的生命，把握"黄金救治时间"是挽救生命的第一要务，全民学习急救知识、掌握正确的救治方法，是成为合格"第一目击者"的必要条件。大家来学急救知识吧，关键时刻可以挽救生命。

第二章 心搏骤停

第一节 把握第一时间
（识别、启动应急系统、CPR、电除颤）

病例分享：你见到有人晕倒，这是心搏骤停了吗？你知道怎么做吗？

  ××公司办公室，刘先生突感胸闷、胸痛，他自己意识到可能心绞痛又发作了，准备口服救心丸。突然，晕倒在地，同事看到后立即赶来，急忙拨打"120"，"120"紧急派车前往，同时调度员通过电话指导报警者查看患者情况，判断是否心搏骤停，并指导进行心肺复苏。急救车火速赶到现场，将患者送往医院急诊科抢救。通过院前、院内无缝隙的心肺复苏抢救，患者终于恢复心跳、呼吸，转入加强监护病房进一步治疗。

  心搏骤停是指心脏射血功能突然停止。心搏骤停发生后，由于脑部血流突然中断，10 s左右患者可出现意识丧失。如果能及时救治，患者就有机会存活，否则患者将死亡，很少有自发的逆转者。心搏骤停常为心源性猝死的直接原因。

  心源性猝死指急性症状发作后1 h内发生的以意识骤然丧失为特征，由心脏原因引起的生物学死亡。心搏骤停与心源性猝死的区别在于前者通过紧急救治心脏停止有可能逆转，而后者是属于心脏不可逆转的停止。

一、第一时间识别

  心搏骤停的生存率很低，为5%～60%。而抢救成功的关键是第一目击者能快速地识别和启动急救系统，尽早进行心肺复苏和电除颤（图2-1）。第一时间识别主要通过以下几步判断：

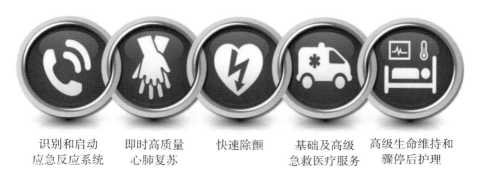

识别和启动　　即时高质量　　快速除颤　　基础及高级　　高级生命维持和
应急反应系统　　心肺复苏　　　　　　　　急救医疗服务　　骤停后护理

非专业施救者　　　　　　　EMS急救团队　急诊室　导管室　加强监护病房

图 2-1　识别和启动急救系统

1. 当发现患者无反应或突然倒地时，首先应该判断现场环境是否安全，可以通过实地感受、眼睛观察、鼻子嗅味等对异常情况进行判断，切记不要在危险的环境下盲目施救。

2. 检查患者的意识（图 2-2）、呼吸（时间＜10 s），方法为拍打患者双肩，同时在两侧耳边大声呼喊"您怎么啦"，婴儿可拍击足底。如患者有反应，即有回应、活动或者呻吟，婴儿有哭泣，说明患者有意识不需要进行心脏按压。若患者无反应，婴儿无哭泣，则初步确定为意识丧失，则需要紧急抢救。

3. 专业人员可触摸颈动脉搏动（图 2-3），在喉结左右约两横指处，单侧触摸、力度适中，时间＜10 s，非专业人员可以不触摸颈动脉搏动。

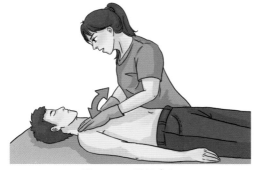

图 2-2　判断意识

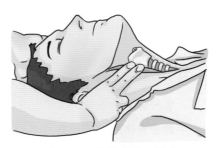

图 2-3　触摸颈动脉搏动

4. 心搏骤停的表现　患者突然出现抽搐，意识丧失，无呼吸或者呼吸不规律如叹息样呼吸，随后呼吸停止，大动脉搏动无法扪及，瞳孔散大，口唇、指端发绀。

二、第一时间应对

在急救人员到达前，第一目击者可以采取以下现场紧急救护的措施：

1. 如果患者没有反应，第一目击者应该立即进行紧急抢救，并请求他人的帮助（图 2-4）。如果是在医院外或室外，应该在原地大声喊叫："快来人！救命啊！"指定一人拨打"120"（图 2-5），指定另一人拿取自动体外除颤器；如果在室内或家里，旁边没有第二人的情况下，可以拨打"120"及寻求附近的家人、邻居帮忙。

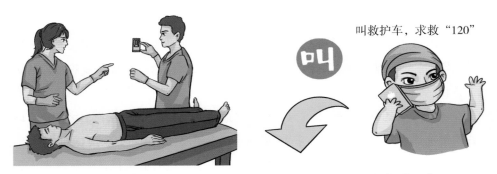

叫救护车，求救"120"

图 2-4　请求帮助　　　　　　　　图 2-5　拨打"120"

2. 如何正确地拨打"120"　拨打电话时应保持冷静，需要准确地提供以下信息资料：具体地点、发生了什么事故（突发疾病或者意外伤害）、发生的时间，需要急救的患者人数，目前受伤人员的基本情况，有效的联系电话等，同时，认真聆听"120"指挥中心提供的指导建议并保持电话畅通，确保急救人员能够随时联系到你。

3. 立即进行心肺复苏术

（1）尽快开始胸外心脏按压（图 2-6）：将患者仰卧放在硬质的平地上，不要摇晃，解开患者的衣领、领带以及拉链，使患者头、颈、躯干呈直线，无扭曲，患者双手放于身体的两侧，施救者跪在患者的一侧。将两手放置在患者胸骨下半部（图 2-7），两手臂伸直并进行垂直向下按压。

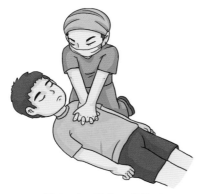
图 2-6　胸外心脏按压

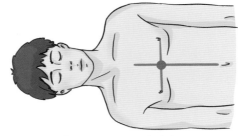
图 2-7　两乳头连线中点

（2）必要时做口对口人工呼吸：口对口人工呼吸不是必需的（胸外心脏按压更有效），但是它能更有效的帮助患者复苏成功。人工呼吸可以由第二人与胸外心脏按压同时进行，或者是单人救援时进行 30 次胸外心脏按压后再进行 2 次人工呼吸。

4. 注意！在急救人员到达前，你的判断和行动也非常重要！

（1）发现有人"倒地"，不要盲目地抱着患者送往医院，也不应该不做任何处理而盲目等待专业人员的到来。而是要积极的行动，为患者的生命抢救赢得宝贵的时间。

（2）拨打急救电话"120"时，急救人员会指导你进行心肺复苏，并且在救援人员未到达现场前，请不要随意中断按压。

三、第一时间送医

心搏骤停后立即治疗的目标是优化全身灌注，恢复代谢平衡，支持器官系统功能，以增加完整无损神经功能幸存的可能性。心搏骤停后多方面的问题涉及加强监护、心脏、神经等多学科的综合治疗。因此，当急救人员到达后，施救者可将患者转交给专业的医务人员进行急救，并协助将患者第一时间送往有条件的医院进行高级心肺复苏和脑复苏。

高级心肺复苏即高级心血管生命支持，是以基础生命支持为基础，应用辅助的设备、特殊技术等建立更有效的通气和循环。主要措施包括气管内插管、给氧、除颤、起搏、复律和药物治疗等。在医院复苏过程中还可持续监测患者心电图、血压、血氧饱和度等，必要时可进行有创血流动力学监测等。

脑复苏是心肺复苏最后成功的关键。主要措施包括：

1. 降温　复苏后的高代谢状态或其他原因引起的体温增高可以导致脑组织氧供失衡，从而加重脑损伤。心跳恢复后体温可降至 32 ℃～34 ℃，一般持续 12～24 h。

2. 脱水　减轻脑水肿，可选用 20% 甘露醇等。

3. 防治抽搐　可应用冬眠药物等。

4. 高压氧治疗　可以改善脑缺氧，降低颅内压。

5. 促进早期脑血流灌注，以解除脑血管痉挛。

四、电除颤

自动体外除颤器（Automated External Defibrillator，AED），是通过适量强度电击使已完全失去正常心跳的心室纤颤停止，以恢复正常心跳。自动体外除颤器是一种便携式、易于操作、专为心搏骤停现场急救而设计的急救设备，它可以自动分析心律，及时发现除颤性心律后给予电击除颤。当患者发生心搏骤停时，最佳的抢救时间是 3～5 min，如果在 1 min 内实施心肺复苏术，3～5 min 内行自动体外除颤，可使患者的存活率达到 50%～70%。

（一）使用自动体外除颤器的条件

1. 发现心室颤动或心搏骤停 2 min 内可立即除颤。

2. 心搏骤停如未及时发现者，在心肺复苏 2 min 后可行除颤。

3. 只要有自动体外除颤器，必要时可盲目除颤。

（二）使用自动体外除颤器的方法

1. 施救者跪于心肺复苏者的对侧，将自动体外除颤器放在患者的头侧。

2. 打开仪器的电源开关，再按照语音提示操作。

3. 用纱布或毛巾擦拭患者胸前区的皮肤，在心尖（右缘第 2～3 肋间）至心底（腋前线内第 5 肋间）位置（图 2-8）粘贴电极片。

4. 插入电极导线插头，自动体外除颤器自动分析心电。注意分析心电时暂停按压。

5. 分析心电后，自动体外除颤器自动报告"建议除颤"或者"不建议除颤"。

6. "建议除颤"模式下自动体外除颤器将自动充电。充电完毕时，施救者必须喊周围所有人离开即不接触患者，确认患者四周无人后再按"放电"键。

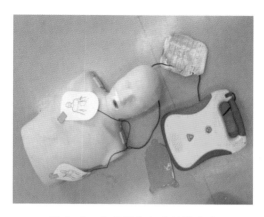

图 2 - 8　除颤器电极片放置方法

7. 除颤后立即行胸外心脏按压。

8. 如果自动体外除颤器报告"不建议除颤"，可能是患者已心肺复苏成功，或者心肺复苏不成功，需要评估患者的呼吸和脉搏。

9. 自动体外除颤器第一次除颤后，不可关机或撤除。自动体外除颤器会保持自动监测状态，并自动报告结果"建议除颤"或者"不建议除颤"，重复以上操作。

五、心搏骤停后把握第一时间的重要性

生活中，对于有人发生心搏骤停时，急救人员往往不能第一时间赶到现场，但是心搏骤停这种情况需要紧急救援处理，心肺复苏开始得越晚，成功率越低，每推迟 1 min 进行抢救，患者的生存率就下降 7%～10%，心搏骤停 10 min 后再进行心肺复苏抢救，成功率几乎为 0。

经研究分析，在医院外心搏骤停的患者能够抢救成功，80% 的幸存者都得到了第一目击者第一时间的救援。即使所做的动作不标准，也比什么都不做要强。

六、把握第一时间需要注意以下几点

1. 进行现场急救时，需去除威胁受伤者和施救者生命安全的因素。如对于电击伤者的现场，首先必须切断电源或者利用现场不导电的物品，挑开引起触电的线路，使伤员脱离电源。一氧化碳中毒的现场，尽可能备齐必要的个人防护用品，开窗、通风或者尽快使患者脱离现场等。

2. 在施救中，如果患者面部朝下，应小心转动患者，转动时注意保护头和颈部，使患者全身各部位成一直线平稳地转至仰卧位，以防可能出现的颈椎损伤而导致病情加重。

3. 对于未经过培训的施救者，可以不检查患者脉搏，只要满足以下 3 种情况即可进行心肺复苏：

（1）患者失去意识。

（2）患者无对答，对疼痛刺激无反应。

（3）患者无呼吸（叹息样呼吸或抽搐样表现即阿-斯综合征都应视作心搏骤停）情况下，口中无气息（可凑近患者头部观察）、胸腹部无起伏 10 s 以上。

七、心搏骤停如何预防

心搏骤停如何预防必须从预防可能的病因着手，最主要的措施是预防心脑血管疾病。

1. 积极预防疾病的发生，如在疾病（或伤害）尚未发生时可针对病因或危险因素等采取一系列措施，可以通过饮食、适当的运动锻炼等降低心脑血管疾病意外事件的发生。

2. 对于患有冠心病、高血压等基础疾病的患者，应积极治疗、遵医嘱用药、定期复查，不可私自停药、更换药物等，如果出现胸闷、胸痛、乏力等不适症状时，需第一时间就医。

第二节　婴儿心肺复苏

病例分享：妈妈的错爱，宝贝承受不起

每到冬天，急诊常会见到妈妈们把宝贝裹得严严实实地来看病，医生接诊要脱去里三层外三层才能看到宝贝身体，这就是所谓的"有一种冷叫妈妈觉得你冷"，其实妈妈的这种错爱，宝贝真的承受不起。

2019 年冬天的一个傍晚，一位妈妈抱着裹得严严实实 5 月龄大的宝贝，一边哭着一边惊慌失措地跑到急诊室，护士见状连忙送入抢救室进行抢救，在抢救过程中，发现宝贝裹了 2 个包被，穿了 4 件厚衣服，还处于严重脱水症状，无心率呼吸。通过团队极力抢救，患儿出现心跳，转入 ICU 继续治疗，最后宝贝虽然抢回一条生命，但落下了严重后遗症，如能进行长期康复治疗，有望康复。如果妈妈给宝贝正确穿衣，也许不会发生此类悲剧；如果妈妈在路程中实施心肺复苏急救技术，宝贝的病情也许不会这么严重。

如果在你身边发生心搏骤停的宝贝该怎么办？

发生心搏骤停应立即予以心肺复苏术。心肺复苏简称 CPR，是针对骤停的心脏和呼吸采取的救命技术，采用人工方法压迫心脏使之被动排血，对呼吸抑制或停止的婴儿以人工呼吸辅助通气，维持有效血液循环及恢复通气和氧供应。

一、第一时间识别：是否需要进行快速心肺复苏

立即评估环境是否安全，确保自身安全及患儿安全后，进入现场进行抢救。

第一时间识别心搏骤停，为患者赢得宝贵救治时机，我们可以用"一看二喊三拍四听五摸"五步来快速识别心搏骤停。

一看：查看患儿面色，是否苍白、发绀。

二喊：大声呼喊："宝宝、宝宝怎么啦？"看其是否有反应。

三拍：立即轻拍患儿足底（图 2 - 9），看其有无哭、吵等反应。

四听：将面部靠近患儿，听是否有呼吸声音（图 2 - 10），解开患儿衣服，看胸廓有无起伏。评估患儿是否有呼吸。

五摸：迅速用食指和中指触摸婴儿股动脉或肱动脉，评估大动脉搏动。非专业人士无须判断大动脉搏动情况。

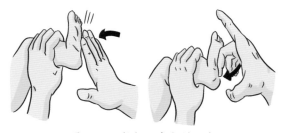

图 2 - 9 拍打足底或弹足底

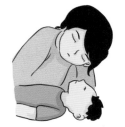

图 2 - 10 判断是否有呼吸

二、第一时间应对：正确实施心肺复苏

1. 第一时间拨打"120" 按压的同时寻求帮助，拨打"120"，寻找附近的 AED。

2. 摆放正确体位 立即让患儿平躺在平地或硬板床上，解开衣扣。

3. 迅速定位按压部位 用两手食指在患儿两乳头之间画一条直线，中心交接点即为按压部位。

4. 实施按压（图 2 - 11）

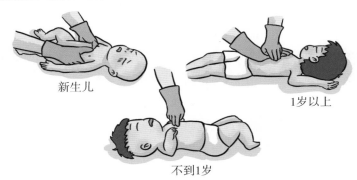

新生儿

1岁以上

不到1岁

图 2 - 11　新生儿、1 岁以内、1 岁以上按压手法

（1）正确的手法：采用双指或双拇指环绕法（双人施救首选方法）放在按压部位。

（2）正确的姿势：用垂直向下的力按压。

（3）正确的速度：以每秒按压 1～2 次速度按压。

（4）正确的深度：深度为婴儿胸部前后径的 1/3，约 4 cm。

（5）正确的频率：按压频率为 100～120 次/min。

5. 实施人工呼吸（确保有效保护措施下实施）　一清、二开、三捏、四吹气（图 2 - 12）：用干净棉布或毛巾清理呼吸道，常用仰头抬颏法（图 2 - 13）打开气道，将纱布或呼吸膜放在患儿口鼻上，捏紧鼻子，深吸气后口腔包住患儿口鼻腔用力吹气，吹气过程中观察患儿胸廓起伏情况，避免漏气。

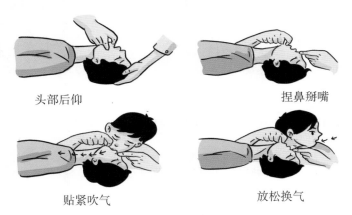

头部后仰

捏鼻掰嘴

贴紧吹气

放松换气

图 2 - 12　人工呼吸方法

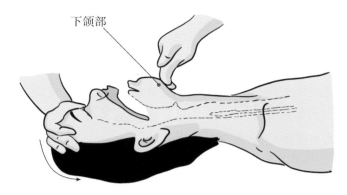

图 2-13　仰头抬颏法

6. 单人施救按压与人工呼吸比为 30：2，双人按压与人工呼吸比为 15：2，如没有实施人工呼吸，应持续予以胸外心脏按压（图 2-14）。

胸外心脏按压　　　　　开放气道　　　　　人工呼吸

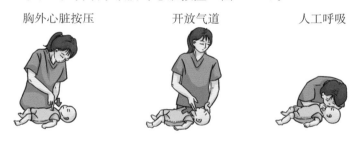

图 2-14　心搏骤停急救三步法

7. 有条件的话尽快寻找附近的 AED 进行电除颤。

8. "120" 未到达前，如心率、呼吸恢复，可停止按压，如心跳未恢复可持续进行按压。

三、第一时间送医

发生心搏骤停，实施心肺复苏后，复苏过程有可能会对脏器有所损害，也可能因心搏骤停缺氧导致脑部等脏器损害，所以必须及时送医，对骤停原因、复苏效果、是否存在后遗症进行全面、系统治疗，把危害降到最低。

四、高质量的心肺复苏，这些知识，你一定要知道

紧急时刻心肺复苏就是挽救生命的最后一线生机，高质量的心肺复苏是挽救生命的关键，高质量心肺复苏主要做到以下几点：

1. 识别心搏骤停必须在 10 s 内完成，越早开始按压，效果越好。

2. 必须保证有效按压，100～120 次/min，深度为胸部前后径的 1/3，约 4 cm。

3. 每次按压后让胸廓充分回弹。

4. 尽量减少胸外心脏按压的中断，如需中断，中断时间不超过 10 s。

5. 给予有效的人工呼吸，每次吹气使胸廓隆起。

6. 避免吹气过猛。

五、心肺复苏有多重要，你一定要知道

心搏骤停一旦发生，如得不到即刻及时抢救复苏，4～6 min 后会造成患儿脑组织和其他重要器官组织的不可逆损害，因此心搏骤停后进行心肺复苏是非常重要的。当患者出现这种情况后应立即启动心肺复苏。

六、如何预防心搏骤停

婴儿发生心搏骤停常见原因包括意外伤害及疾病引起。其中意外伤害主要与陪护人员不科学育儿有关，所以妈妈们要多学习正确的育儿经验，用科学育儿促进婴儿健康成长。预防疾病原因导致的心搏骤停，首先做到妊娠期按时产检，了解宝宝的健康状况，及时发现一些先天性问题。其次加强宝宝平时的健康监测，发现异常情况，如拒奶、精神食欲差、口吐白沫、高热、腹泻等，及时就医。

第三节　儿童心肺复苏

病例分享：命悬一线，全因有救命神操作

游泳是小朋友夏天爱玩的活动，既好玩又解暑。2020 年夏天的一个周末，一群小宝贝瞒着父母到河边去游泳，在水中嘻嘻打闹，玩得不亦乐乎，突然发现少了一个小伙伴，大家纷纷上岸查看水面，大声呼救，正好一位水上救援队员在附近巡逻，闻讯马上进行水下搜救，3 min 后在玩耍的水域下段找到了溺水的小朋友，救援队员将其救上岸，小伙伴都惊慌失措，不知怎么办，同时也来了很多围观的人，救援队员一边呼叫围观人员打"120"，一边给患儿进行胸外心脏按压，通过几分钟的按压后，看到患儿的手微微地动起来，大家悬着的心总算放下了。没多久救护车也来了，通过送医进一步诊治，诊断患儿为：溺水后心搏骤停（图 2-15），幸好有救援人员在抢救黄金时间实施救命神操作——心肺复苏，让患儿转危为安。

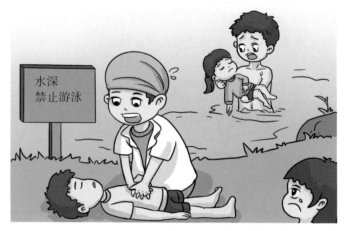

图 2-15 溺水后心搏骤停

心肺复苏术是针对骤停的心脏和呼吸采取的救命技术，心脏是血液循环的发动机，它昼夜不停、时刻不怠地跳动，维持全身的血液循环。一旦心跳停止，生命的时钟即将迅速停摆，因此，我们要像拨动刚刚停摆的"钟摆"一样，在现场首先采取心肺复苏术挽救生命。

一、第一时间识别：是否需要快速心肺复苏

立即评估环境是否安全，确保自身安全及患儿安全后，进入现场进行抢救。

第一时间识别心搏骤停，为患者赢得宝贵救治时机，我们可以用"一看二呼三听四摸"四步来快速识别心搏骤停。

一看：查看患儿面色，是否苍白、发绀。

二呼：发现患儿倒地或昏迷，立即上前呼叫看其是否有反应。采取轻拍重唤，轻拍肩膀，大声在患儿耳边呼叫："你怎么啦？你还好吗？"为避免患儿耳朵失聪，在两边耳朵轮换呼叫。

三听：将面部靠近患儿，听是否有呼吸声音，解开患儿衣服，看胸廓有无起伏，是否存在自主呼吸。

四摸：迅速用食指和中指触摸患儿颈动脉或肱动脉，评估大动脉搏动。非专业人士无须判断大动脉搏动情况。

二、第一时间应对：正确实施心肺复苏

1. 第一时间拨打"120" 按压的同时寻求帮助拨打"120"，寻找附近的 AED。

2. 摆放正确体位　立即让患儿平躺在平地或硬板床上，解开衣扣。

3. 迅速定位按压部位　双腿跪在患儿肩膀侧边，面对患儿，用两手食指在患儿两乳头之间画一条直线，中心交接点即为按压部位。

4. 实施按压

（1）正确的手法（图2-16）：双手重叠放在按压点上（体型较小的可用单手按压）。

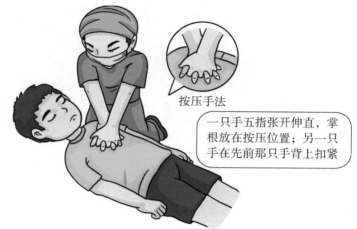

按压手法

一只手五指张开伸直，掌根放在按压位置；另一只手在先前那只手背上扣紧

图2-16　按压手法

（2）正确的姿势（图2-17）：用垂直向下的力按压。

（3）正确的速度：以每秒1～2次速度按压。

（4）正确的深度（图2-17）：深度为儿童胸部前后径的1/3，约5 cm。

（5）正确的频率：按压频率为100～120次/min。

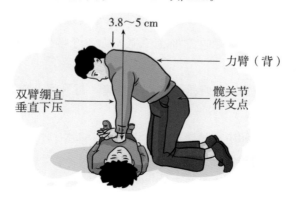

3.8～5 cm

力臂（背）

双臂绷直垂直下压

髋关节作支点

图2-17　按压姿势及深度

5. 实施人工呼吸（确保有效保护措施下实施） 一清、二开、三捏、四吹气（图2-18），用干净棉布或毛巾清理呼吸道，常用仰头抬颏法打开气道，将纱布或呼吸膜放在患儿口鼻上，捏紧鼻子，深吸气后口腔包住患儿口唇用力吹气，吹气过程中观察患儿胸廓起伏情况，避免漏气。

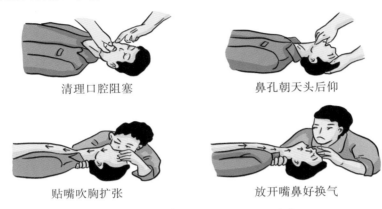

清理口腔阻塞　　　　　　　　鼻孔朝天头后仰

贴嘴吹胸扩张　　　　　　　　放开嘴鼻好换气

图2-18 一清、二开、三捏、四吹气

6. 单人施救按压与人工呼吸比为30∶2，双人按压与人工呼吸比为15∶2，如没有实施人工呼吸持续予以胸外心脏按压。

7. 有条件的话尽快寻找附近的AED进行电除颤。

8. "120"未到达前，如心率呼吸恢复，可停止按压，心跳未恢复可持续按压。

三、第一时间送医

发生心搏骤停，实施心肺复苏后，复苏过程有可能对脏器有所损害，也可能因心搏骤停缺氧导致脑部等脏器损害，所以必须及时送医，对骤停原因、复苏效果、是否存在后遗症进行全面、系统治疗，把危害降到最低。

四、高质量的心肺复苏，这些知识，你一定要知道

紧急时刻心肺复苏就是挽救生命的最后一线生机，高质量的心肺复苏是挽救生命的关键，做到高质量心肺复苏主要做到以下几点：

1. 在识别心搏骤停后10 s内必须开始按压，越早越好。

2. 必须保证有效按压：100～120次/min，深度至少为胸部前后径的1/3，约5 cm。

3. 每次按压后让胸廓充分回弹。

4. 尽量减少胸外心脏按压的中断，尽量使中断时间不超过 10 s。

5. 给予有效的人工呼吸，每次吹气使胸廓隆起。

6. 避免吹气过猛。

五、儿童发生心搏骤停的常见原因

1. 疾病引起的心搏骤停　如呼吸系统疾病、神经系统疾病、心脏疾病、休克、严重脓毒症、捂热综合征、过敏、气道梗阻等。

2. 意外伤害引起心搏骤停　外伤、溺水、电击、烧伤、中毒、自杀、车祸等。

六、如何预防心搏骤停

预防比治疗更有价值！

美国医院协会（AHA）国家心肺复苏登记处资料显示：心搏骤停在新生儿加强监护病房（PICU）患儿中的发生率为 2%～6%，美国每年发生儿童院外心搏骤停约 16 000 例次，相当于每年 8～20 例次/100 000 儿童，数据提示院内心搏骤停发生率大约为院外的 100 倍，儿童绝大部分院外发生的心搏骤停又与外伤、溺水、中毒、自杀等意外伤害相关。因此，增加安全知识，减少意外伤害发生，可预防心搏骤停的发生，平时我们要做好以下几点：

1. 普及急救知识，人人作为宣传员，提高全民急救意识及急救技能。

2. 日常对儿童进行安全教育，让儿童远离危险场所，以免发生意外。

3. 家长在车中应准备儿童安全座椅，以免意外发生。

4. 对于有危险疾病以及高危因素的儿童，在日常生活中，应减少诱因，或提前告知医护人员，做好充足准备。

第四节　成人心肺复苏

病例分享：死亡真相大白，难受倒地被无视

2019 年 11 月 27 日，台湾艺人高××在浙江宁波录制真人秀节目《追我吧》中匀速奔跑着，本来跑在前面的他突然放慢了速度，坐在了花坛上面，随即倒下。现场人员仍说笑嘲讽其不行，事情发生后，嘉宾们发现不对劲，有嘉宾赶快跑过去，这整个过程都不止 5 min 了，所以根本不可能第一时间展开救援。现场情况混乱，且旁边没有除颤器等设备，只有一个小急救箱，救援设备相当简陋。高××被送往医院，而经过 3 h 的抢救也没能将这位优秀的艺人留下来，医院宣布死因为心源性猝死。如果按照黄金 4 min 抢救时间进行抢救，高××生还的可能性很大，心源性猝死抢救过来的概率是 90%。

"高××式"的逝去，牵动了无数人的心弦，让"猝死"这一出乎人们意料的突发死亡，又一次进入了大众的视野。对于猝死而言，无论是心源性还是非心源性原因所致，其前都会出现心搏骤停，如果能在黄金 4 min 抢救时间内快速进行心肺复苏，将使一部分人起死回生。根据《中国心血管健康与疾病报告 2019》，我国每年心源性猝死者大约 55 万人，平均每天约 1500 人，相当于每分钟就有 1 人，其中 80% 的心搏骤停发生在医院外。这一桩桩、一件件案例多么触目惊心！为了抢救生命，全社会的每个人都是战友，都应该懂得心肺复苏术，抓紧第一时间，为生命争取抢救黄金时间！

引起心搏骤停的常见原因有缺氧、循环血容量降低、血液中钾离子浓度异常以及其他电解质过高或过低等。常见的引起心搏骤停的疾病有急性心肌梗死、心律失常、肺栓塞、外伤、某些药物影响、气胸等。

心搏骤停指的是心脏因为各种急性原因突然失去了向外泵血的功能（未必完全停止跳动），以至于全身各处的器官和组织得不到血液的滋养，患者会突然昏倒，失去意识，停止呼吸，进入"临床死亡"状态。

成人心肺复苏的方法详见本章第一节相关内容。

第五节 孕产妇心肺复苏

特殊人群孕产妇心搏骤停的现状

心搏骤停对于孕产妇来说是灾难性事件，在妊娠期发生心搏骤停对于临床医生来说是一项非常具有挑战性的工作，一旦发生如不及时妥善处理，孕产妇死亡率极高。有关报道指出孕产妇发生心搏骤停的存活率只有 6.9%。全世界每天约有 800 名孕产妇死亡，其中美国孕产妇心搏骤停的发生率为 1：12 000，欧洲为 1：30 000，我国全国孕产妇死亡率为 18.3/10 万。

孕产妇心搏骤停的原因

孕产妇心搏骤停的原因很多，如合并严重的心脏疾病、羊水栓塞、严重感染、创伤、子痫、妊娠期高血压疾病、围术期心肌病、大量出血等。

一、第一时间识别

1. **现场评估**　发现有人倒地，要先判断周围环境，若处在火灾现场、马路上、海边等危险地点，请先保证自身安全，然后把患者转移到安全、易于施救的场地。将患者放在较为硬实的平面上，切忌放在软床、软沙发、有坡度的地面。

2. **判断意识、呼吸**　不要遇到有人昏倒就立刻采取心肺复苏术，要先判断患者是否符合"无意识、无呼吸、无心跳"（图2-19、图2-20）。①双手轻拍患者双肩，在患者双耳附近大声呼唤，若患者对拍打和呼唤都毫无反应，则可以判断为无意识。②靠近患者口鼻，去感受患者的鼻息，并观察患者胸、腹部5～10 s，若口、鼻没有正常的呼吸，且胸、腹部都看不到起伏，则可以判断为无呼吸。③触摸颈动脉（颈动脉在气管旁开2横指）搏动，无搏动表示无心跳。

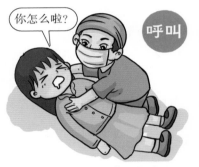

图2-19　判断意识和呼吸

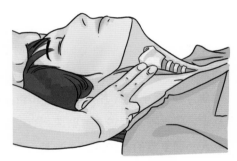

图2-20　判断颈动脉搏动

3. **呼救**　一个人的力量是有限的，我们应该立刻呼救，请人帮忙拨打急救电话、取附近的AED，并召集有急救知识的人一同帮忙。

二、第一时间应对

1. **胸外心脏按压，重建循环**　将患者平躺于坚硬的平面上。在按压时，左手掌根紧贴患者胸部的按压位置（两乳头连线的中点），右手与左手掌根重叠、十指相扣。左手的五指应该翘起，按压时双臂要伸直，与平面呈90°，用上身的重量垂直向下按。进行连续按压30次，我们可以边按压边以01、02、03……30的方式计数，30次即为一组。按压深度应该为5～6 cm，频率100～120次/min。在按压过程中注意按下、抬起的时间相等，且掌根不能离开胸骨（图2-21）。如果由几个人

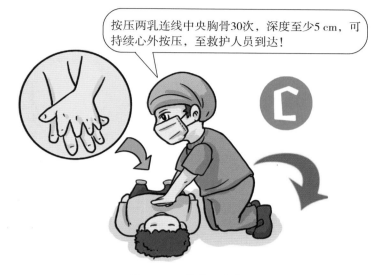

按压两乳连线中央胸骨30次，深度至少5 cm，可持续心外按压，至救护人员到达！

图 2-21　胸外心脏按压

轮流按压，按压间隔少于 10 s，尽量减少心脏胸外按压过程的中断。

　　对于孕产妇心搏骤停后的胸外心脏按压，与普通成年人发生心搏骤停后的处理基本相同，最大的不同是从妊娠 20 周开始，子宫底将超过脐水平线可压迫下腔静脉和腹主动脉，阻碍静脉回流和心排血量，建议采取单手（图 2-22）或双手左侧子宫转位术（图 2-23），持续手动让子宫离开中线位置，向左侧移位，这样下腔静脉血液才能够回流到心脏。

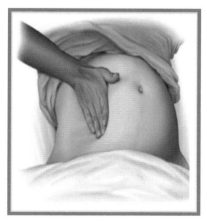

图 2-22　单手搬离子宫

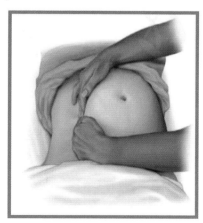

图 2-23　双手搬离子宫

由于妊娠，子宫增大致膈肌上抬及腹腔膨隆，胸部按压位置应较正常人稍微抬高。胸骨体外按压部位比普通患者高 2~3 cm。对于妊娠晚期的患者来说，手动将子宫左移，如果可行的话，增加左横向倾斜，并确保胸部保持在坚实的表面上支撑（图 2-24），目标是 15°~30°，无效时可采用适当的楔形物支撑患者的盆骨和胸骨。即使是少量的倾斜度，也可能比没有倾斜度要好。

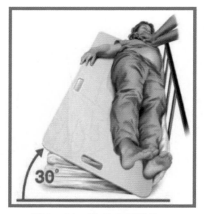

图 2-24   置于左侧斜位

2. 开放气道   先判断患者口鼻是否有分泌物及异物，如果有就要先清除患者口鼻分泌物。可让患者头部向一侧倾斜，避免清理过程中异物进入气道。然后一手扶住患者额头下压，另一手托起其下巴向上抬（图 2-25）。打开患者气道的标准是，患者下颌与耳垂的连线垂直于地平线（图 2-26），这样就说明气道已经被完全打开。

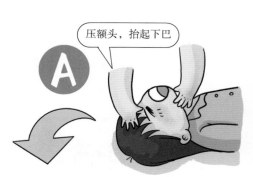

图 2-25   打开呼吸道

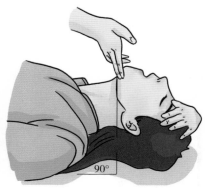

图 2-26   与地平线垂直

特殊情况：妊娠期呼吸道黏膜水肿、充血、分泌物增多会使气道内径变窄，进而增加气管插管难度，建议使用手法及口咽通气管开放气道后，尽快联系专业人员建立高级气道；孕产妇的功能残气量及耗氧量增加而加大低氧血症的风险，建议给予氧疗、通气支持及血氧饱和度监测，可在高级气道建立前使用球囊面罩吸入纯氧。

3. 口对口人工呼吸   在确认气道通畅后，即可进行人工呼吸（图 2-27），平静吸气后捏紧患者鼻翼，双唇紧包住患者口部，使之完全不漏气，平静吹气。连续 2 次吹气，每次吹气时间持续 1 s，潮气量 500～600 mL，两次吹气间隔 1 s，每次吹气的同时观察胸廓是否隆起。吹闭，松开捏鼻翼的手指。按压与通气比为 30∶2，即胸外心脏按压 30 次之后，进行 2 次人工呼吸，如此循环 5 次。

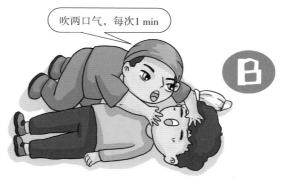

吹两口气，每次1 min

图 2 - 27　进行人工呼吸

三、第一时间送医

"120"到达之前，基础心肺复苏术其效果有限，需要进一步给予高级复苏救治。入院后根据患者的情况给予人工气道、扩血管药、心电监护等，一个全面、结构化和多学科合作的救治系统将在心搏骤停后患者的救治中持续运作。

四、预防等相关知识

心搏骤停在发病前一般会有前驱症状，如心绞痛、心悸、气急等要及时入院就诊，预防心搏骤停的发生。避免不良的生活习惯，如暴饮暴食、嗜烟嗜酒、熬夜、过度劳累；定期体检，减少器质性病变致心搏骤停的发生率。

五、自动体外除颤器（AED）的使用

自动体外除颤器（AED）是一种在公共场所配置、用于公众急救的医疗器械，可以消除心室颤动等致死性心律失常。常见的 AED 有半自动体外除颤器和自动体外除颤器（图 2 - 28）两种，需要操作者按键来释放除颤治疗能量的是半自动体外除颤器，而自动体外除颤器可以自动释放除颤治疗能量，不需要操作者按键，只需要开启设备，贴除颤电极片。在使用过程中一定要听从语音和屏幕提示信息。

在按压的过程中，如果此时有 AED 到达，优先使用。①迅速解开患者上衣，露出前胸。②打开 AED 开关，擦拭胸部皮肤，保证胸壁皮肤干燥。③按照 AED 语音提示，贴好电极（图 2 - 28）。④AED 在分析心电时，不要接触患者（图 2 - 29）。⑤心电分析完毕，AED 会发出是否需要除颤的指示，当提示建议电击时，在确认没有人接触患者时按下电击键（图 2 - 29）。电击之后继续为患者进行徒手心肺复

苏，暂不关闭 AED。

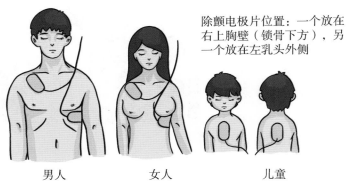

除颤电极片位置：一个放在右上胸壁（锁骨下方），另一个放在左乳头外侧

男人　　　　　女人　　　　　儿童

图 2‑28　男人、女人、儿童除颤电极片放置位置

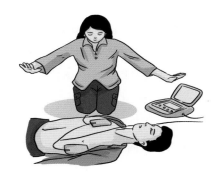

图 2‑29　分析心电、电击时勿接触患者

5 个循环后再次判断颈动脉搏动和自主呼吸。

特殊情况：孕妇发生心血管不良事件时，必须始终考虑胎儿。胎儿的生存通常取决于产妇的生存，最初的复苏努力应该集中在孕妇身上。

对于不能立即复苏成功或恢复自主循环的情况，需考虑到孕产妇的子宫基底部已达到或超过脐水平，建议院内心搏骤停者就地行剖宫产术，而对于院外心搏骤停或院内发生地点不宜手术时，可迅速转运孕产妇至适宜地点开展剖宫产术。

如果孕产妇需要继续妊娠，在不干预持续的管理（如气道管理、保持静脉通路开放和各种生命体征检测）情况下，尽量左侧卧位。在不进行手术的情况下，最好转送到 ICU 进行持续监护，同时与原发病进行多学科的治疗，找出心搏骤停的诱因，去除诱因。

六、急救口诀

当遇到有人心搏骤停时，我们需要坚持"迅速、就地、准确、坚持"的八字原则和急救方法口诀。

1. 心肺复苏急救口诀

心肺要复苏，侧头清异物。

找准按压区，叠掌压胸壁。

按压要规律，捏鼻深吹气。

30 对 2 比例，每五遍查体。

2. 心脏求救 6 个信号

（1）最醒目：胸痛压迫，犹如大象踩胸口。

（2）最典型：心悸胸闷，心里揣个小兔子。

（3）最紧迫：呼吸困难，大口喘气，濒死感。

（4）最隐蔽：水肿、发绀、下肢水肿、皮肤发绀。

（5）最迷惑：食欲不振手麻、牙疼常相伴。

（6）最拖延：疲劳头晕，反复发作不知情。

第三章　气道梗阻

第一节　海姆立克急救法

海姆立克急救法即海姆立克腹部冲击法，是美国著名医学家亨利·海姆立克教授（Henry J. Heimlich）发明的。1974 年，他首先应用该法成功抢救了一名因食物堵塞呼吸道而发生窒息的患者，从此该法在全世界被广泛应用，拯救了无数患者，其中包括美国前总统里根、纽约前任市长埃德、著名女演员伊丽莎白·泰勒等。因此该法被人们称为"生命的拥抱"。

一、原理

我们可以将人的肺部设想成一个气球，气管就是气球的气嘴，假如气嘴被异物阻塞，可以用手捏挤气球，气球受压球内空气上移，从而将阻塞气嘴的异物冲出，这就是海氏腹部冲击法的物理学原理（图 3-1）。

急救者从背后环抱患者，双手一手握拳，另一手握紧握拳的手，从腰部突然向其上腹部施压，迫使其上腹部下陷，造成膈肌突然上升，这样就会使患者的胸腔压力骤然增加，由于

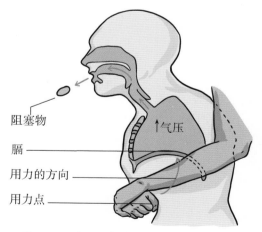

图 3-1　海氏腹部冲击法的物理学原理

胸腔是密闭的，只有气管一个开口，故胸腔（气管和肺）内的气体就会在压力的作

用下自然地涌向气管，一次不行可反复多次，每次冲击将产生 450～500 mL 的气体，从而就有可能将异物排出，恢复气道的通畅。

《人在囧途》中王宝强就是采用此法救了一个枣核卡住喉咙的老奶奶！

二、操作方法

1. 立位腹部冲击法（图 3-2） 适用于意识清醒的患者。急救者首先以前腿弓、后腿蹬的姿势站稳，然后使患者坐在自己弓起的大腿上，并让其身体略前倾。然后将双臂分别从患者两腋下前伸并环抱患者。左手握拳，使左拳虎口贴在腹部正中线肚脐与剑突的中点（约肚脐上两横指的地方），右手从前方包住左手拳头，然后突然向患者上腹部内上方快速冲击，迫使其上腹部下陷。由于腹部下陷，腹腔内容物上移，迫使膈肌上升而挤压肺及支气管，这样每次冲击可以为气道提供一定的气量，从而将异物从气管内冲出。施压完毕后立即放松手臂，然后再重复操作，连续 5～10 次，以造成人工咳嗽，驱出异物。每次冲击应是独立、不连贯而有力的动作。操作时要注意施力方向，防止胸部和腹内脏器损伤。

①站在患者背后　②用两手环绕患者的腰部，一手握拳抵住肋骨下缘与肚脐之间，另一手抓住拳头　③快速向里向上挤压，形成一股冲击性气流，将堵住气管、喉部的食物硬块等冲出；重复以上手法直到异物排出

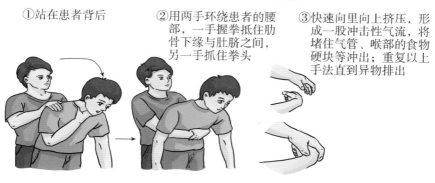

图 3-2　立位腹部冲击法

2. 卧位腹部冲击法（图 3-3） 适用于意识不清的患者。施救者因身体矮小或者患者太高、肥胖，不能环抱住患者的腰部时也可采用此法。将患者置于仰卧位，使头后仰，面朝上，开放气道。施救者骑跨在患者两大腿上，以一只手的掌根平放在其腹部正中线肚脐的略上方，不能触及剑突；另一只手压在第一只手的手背上，两手重叠，十指交叉，利用身体的重量和腰部的力量，突然向前、向下与身体呈 45°连续冲击患者上腹部。连续 5～10 次，之后检查异物是否排出至口腔。若在口腔内，用手取异物法取出；如果没有发现，再冲击腹部 5～10 次，然后再检查口

腔。如此反复进行,直至异物排出或患者意识丧失。注意:当异物吐出时,应当让患者侧卧,防止误吸。

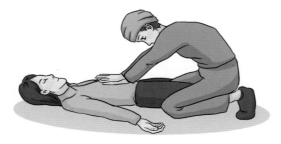

图 3-3 卧位腹部冲击法

3. 自救方法(图 3-4) 发生急性呼吸道异物阻塞时如果身边无人,可以稍微弯下腰,靠在如桌子边缘、椅背、扶手栏杆等边缘处,对着边缘压住腹部,快速向上冲击,直到异物排出。也可以自己手握空心拳,虎口对自己腹部脐上两指、剑突以下,用另一手握此拳,双手同时快速向内、向上冲击。每次冲击应独立进行,重复冲击直至异物排出。

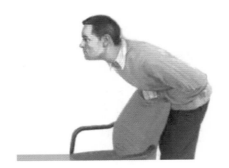

图 3-4 自救方法

如果患者已经发生心搏骤停,此时应按照心肺复苏的常规步骤为患者实施心肺复苏,直到医务人员到来。

三、合并症及注意事项

海姆立克急救法虽然有一定的效果,但也可能带来一定的危害,尤其是老年人,因其胸腹部组织的弹性及顺应性差,故容易导致损伤的发生,如腹部或胸腔内脏的破裂、撕裂及出血,肋骨骨折等,故发生呼吸道阻塞时,应首先采用其他方法排除异物,在其他方法无效且患者情况紧急时才能使用该法。

第二节　婴儿气道梗阻解除

　　小儿气道梗阻是我国家庭常见的一种危急重症，常常是由于小儿口中含有物体进行剧烈活动、打闹、哭笑以及说话时，口中的物体被小儿吸进气管，进而导致气管阻塞。气道梗阻如果抢救不及时，往往会危及小儿生命，或者留下难以恢复的后遗症。

病例分享：一块饼干惹的祸！

　　小芳生日这天，几个朋友来家里聚会庆生，午饭后几个人提议玩麻将，小芳将九个月大的女儿放在了一旁的婴儿车里，和朋友一起玩起了麻将。不久，女儿开始哭闹，为了不影响大家的兴致，小芳将一块饼干塞到女儿的嘴里，继续玩麻将。没过多久，女儿开始呛咳，小芳看女儿满脸通红、哭不出声，赶忙抱起女儿使劲地拍背，几个朋友看情况不对，赶紧放下麻将，陪小芳一起将女儿送往医院。到达医院后，小芳的女儿已经窒息，脸色发紫，没有了呼吸和心跳。经过医生护士二十多分钟的抢救，小芳的女儿恢复了心跳，但是仍处于昏迷状态，送入了 ICU 治疗。

　　婴儿发生气道梗阻的原因主要有奶汁呛入气管（图 3-5）、婴儿会厌软骨发育不全、喉头保护性反射功能不良、哭闹时食物误入气管（图 3-6），或是将小玩意塞入口中等，导致窒息。据研究统计，1 岁以内的意外死亡病例中有 40% 是由气道异物所致，窒息救治黄金时间是 4 min，因缺氧超过 4 min 时大脑将出现不可逆损

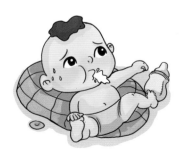

图 3-5　奶汁呛入气管

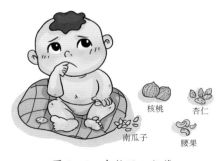

图 3-6　食物误入气管

伤甚至死亡。因此，婴儿一旦发生气道梗阻，家长能准确判断并及时给予救治是至关重要的。

一、第一时间识别

1. 剧烈呛咳（图 3－7）。

2. 呼吸困难（图 3－8）。

3. 面色青紫（图 3－9）。

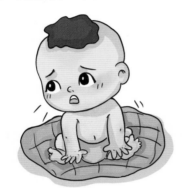

图 3－7　剧烈呛咳

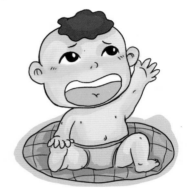

图 3－8　呼吸困难

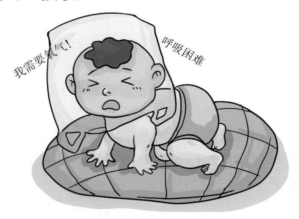

图 3－9　面色青紫

二、第一时间应对

1. 背部叩击法　将婴儿俯卧，单手托住婴儿的胸部及腹部，用手稳握住婴儿的下巴，使其脸朝下，放置于一侧大腿上，保持婴儿头低位。一手托住婴儿，用另一只手的掌根部连续拍击婴儿的肩胛骨中间部位 5 次，观察是否有异物排出（图

3-10）。如不成功，则进行下一步胸部冲击法。

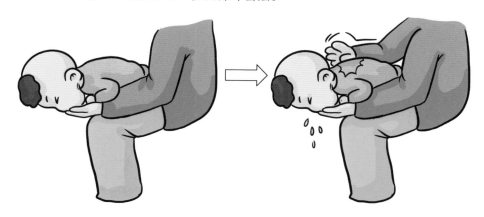

图 3-10　背部叩击法

2. 胸部冲击法　将婴儿翻转身，用手臂托住其后背，手掌托住后脑勺，另一只手在婴儿胸前乳头连线以下一指宽处，用两手指向下进行 5 次快速按压，观察口腔有无异物排出（图 3-11）。

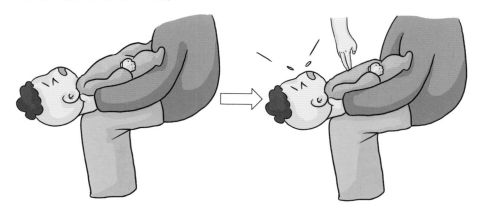

图 3-11　胸部冲击法

如仍不成功，重复进行背部叩击和胸部冲击，直至异物排出。如异物排出到婴儿口腔内，用小指从婴儿一侧口角进入，轻轻勾出异物。请注意避免盲目清理口腔，而将异物再次推入气道。

3. 婴儿呛奶处理　如婴儿饱腹后吐奶导致窒息时，将婴儿平躺，头偏一侧让奶汁流出（图 3-12），或者将婴儿侧卧，轻拍背部帮助奶汁排出（图 3-13）。

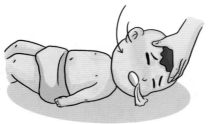

图 3-12　头偏一侧　　　　　　　图 3-13　轻拍背部

　　如婴儿在吃奶过程中呛奶发生窒息时，将婴儿俯趴在成人大腿上，上身保持低位，让气管内的奶汁引流出来。也可以拍打婴儿背部或抠足底，刺激其咳嗽，将气管内奶汁咳出。如家庭中有吸奶器的，还可以用吸奶器软管插入婴儿口腔，将奶吸出，或者用手指缠绕纱布，伸入婴儿口腔，吸出溢出的奶汁（图 3-14）。

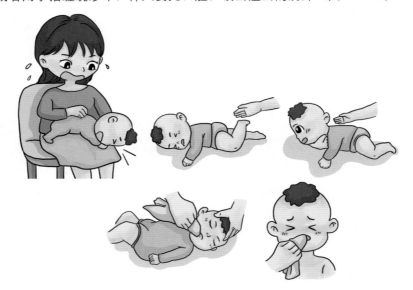

图 3-14　呛奶窒息时急救方法

三、第一时间送医

　　如家长在现场救治中，出现以下情况，请立即将婴儿送入就近医院救治：

　　1. 反复使用以上方法仍不能排出异物，婴儿窒息症状加重，出现了昏迷。

　　2. 通过以上方法排出了部分异物，但婴儿仍有咳嗽、呼吸困难等症状。

　　婴儿出现以上情况时，说明其气道异物没有排出或者没有完全排出，需要紧急送往医院进行进一步的处理。通常，到了医院后，医生会紧急判断，使用手法不能排出异物者，婴儿情况允许则要立即进行支气管镜下异物取出术。当婴儿出现昏迷时，这是最危急的情况，如果昏迷后心跳呼吸停止时间超过 4～6 min，婴儿的大脑细胞将出现不可逆性死亡，如不紧急救治，婴儿将面临死亡或者成为植物人状态。这时，急诊医生将对婴儿进行心肺复苏。

如果婴儿排出了部分异物，气道内仍残留了异物，这种情况下，也要立即将婴儿送往医院就诊，因为异物如果继续留在气道内，可能坠入更细小的支气管内，婴儿可能会出现顽固性咳嗽、发热、肺炎等。送入医院后，医生可通过支气管镜帮助婴儿取出残留异物。

四、如何预防婴儿窒息，作为家长的你一定得知道

1. 给婴儿喂奶时，采取正确的姿势，常见的喂奶姿势有四种：摇篮式（图3-15）、交叉式（图3-16）、侧卧式（图3-17）、橄榄球式（图3-18）。喂奶后竖抱拍背，帮助排出空气。

2. 收纳好家中的小物件如小玩具、硬币、弹珠等，防止婴儿抓取放入口中。

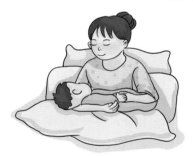

图 3-15　摇篮式

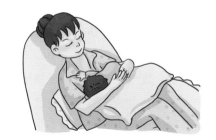

图 3-16　交叉式

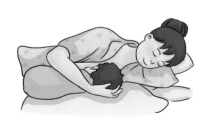

图 3-17　侧卧式

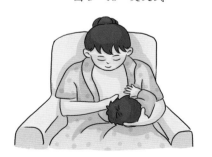

图 3-18　橄榄球式

3. 不给婴儿喂食花生、豆子、果冻、饼干等容易掉入气道的碎、硬、滑的食物。

4. 不在婴儿哭闹和大笑的时候喂食物，也不要在婴儿进食时逗笑。

第三节　儿童气道梗阻解除

病例分享：一粒花生差点要了命！

　　春节期间，上小学的小宇回奶奶家拜年，奶奶疼爱孙子，准备了很多糖果零食。小宇和许久不见的表哥开心地玩起了相互抛花生用嘴接的游戏。在嬉笑中，小宇被一颗花生米呛到，开始猛烈咳嗽起来，奶奶见状立刻赶过来帮小宇拍背，不曾想越拍越厉害，小宇开始出现脸色发红发紫。一家人慌了，立刻将小宇送往医院抢救。急诊医生立即抱住小宇，挤压他的腹部，并让他弯腰帮他拍背，挤压拍打了几个来回后，小宇将花生米咳了出来。花生米出来后，小宇的咳嗽消失，脸色也恢复了正常。医生说，如果再晚一点的话，这粒花生米就会要了小宇的命！小宇再也不敢玩抛坚果用口接住的游戏了。

　　儿童处于好奇、好动的阶段，气道异物的发生常见于嬉笑打闹时进食，或因好奇心将各种小物件含在口中不小心进入气道等情况。异物进入气道后，随着呼吸可能掉入气管、支气管甚至进入深部细支气管等部位，从而导致患儿出现不同程度的呼吸困难、面色青紫、呛咳等症状。如果没有及时发现并排出异物，异物长时间留存在支气管腔内，患儿会发生反复咳嗽、发热等症状；如果进入气管的异物较大时，可能会堵塞声门、气管腔等，造成患儿窒息死亡。

一、第一时间识别

1. 当发生气道异物梗阻时，年龄较大的患儿常不自主地手呈"V"字状（图3-19）紧贴于脖子喉咙处，不能说话，脸色通红或者紫红，表情痛苦。

2. 当发生异物不完全梗阻时，患儿出现咳

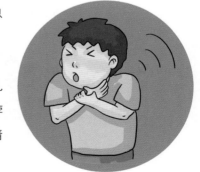

图3-19　手呈"V"字状

嗽、呼吸急促、脸色发紫等。

3. 当出现异物完全梗阻时，患儿不能说话、不能呼吸也不能咳嗽，面色青紫，很快就发生窒息，出现呼吸心搏停止。

二、第一时间应对

1. 拍背法　将患儿趴在成人的膝盖上，头部向下，一手托住患儿的胸部，另一手在患儿背部进行 5 次有力拍打，帮助异物排出体外（图 3-20)，如异物不能排出，立即进行海姆立克法。

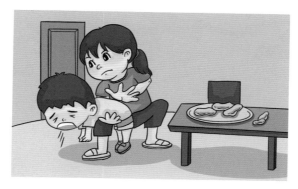

图 3-20　拍背法

2. 海姆立克法　清醒的患儿，可让其站立，身体弯腰前倾，大人环抱患儿的腰部，一手握拳以虎口面放在患儿肚脐上方腹部处，拇指朝内上，另一手放在拳头上并紧握住拳头，反复向内向上挤压患儿腹部，以产生气流冲击力，将异物冲出气道（图 3-21)。

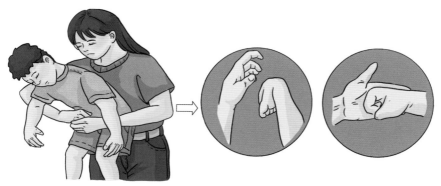

图 3-21　海姆立克法

如患儿昏迷不能自主站立或较大患儿，则可以采用卧位腹部冲击法（图3-22），即将患儿平躺于地面，头后仰，保持气道打开，大人骑跨在患儿身体上方，一手掌根放置于患儿肚脐上方腹部位置，叠放于第一只手背上，一起快速向内、向上冲击患儿腹部6～8次，帮助异物排出。

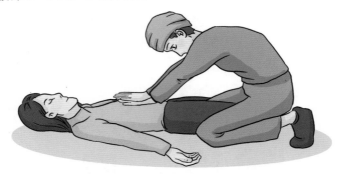

图3-22　卧位腹部冲击法

三、第一时间送医

当患儿气道异物经过上述方法不能排出时，需要立即将患儿送往医院。送往医院的途中，应注意尽量减少患儿颠簸，防止异物移位发生更严重的堵塞。

到达医院后，医生将根据患儿的异物停留时间、进入气管的异物大小和种类，以及患儿的状态，对患儿进行相应的救治。

如异物为不完全性阻塞，医生将在喉镜或支气管镜下取出患儿气道异物；如患儿发生窒息出现心跳呼吸骤停，则要立即将患儿送入抢救室进行心肺复苏。

四、做好防护，预防儿童窒息

1. 大人在日常喂养中应注意，对小儿和磨牙未萌出、咀嚼功能差的幼儿，不要喂食花生、瓜子等带壳的坚果类零食。

2. 培养孩子养成良好的饮食习惯，进食时不嬉笑打闹、追逐、蹦跳，剧烈咳嗽时停止进食，不要口含食物玩耍。

3. 在孩子进食时，大人切勿逗弄、惊吓孩子。

4. 养成孩子良好的生活习惯，不将小物件含入口中，家中坚果、果冻、小玩具、小物件、药物收纳放置在儿童不能取到的地方。家长提高防范意识，加强儿童监管。学习相关现场急救知识，紧急情况下能够采取有效急救措施。

第四节　成人气道梗阻解除

病例分享：酒宴上小吴突然捂住脖子，脸憋得发青，这是气道梗阻了吗？

五一假期，老同学聚会，席间把酒言欢，笑声不断。突然，小吴笑声戛然而止，只见她一手捂着脖子，一手举着烤鸡翅，脸憋得发青。旁边的同学惊问："噎着了吗？"于是赶紧给她拍背。有"老练"的同学赶紧问服务员要来一杯醋，说："快喝下，骨头软了就会下去"。可是，当 15 min 后救护车赶到时，小吴的呼吸心跳已经停止。一切都太迟了！

气道梗阻是常见的临床急诊之一，患者常因错过最佳抢救时机而导致死亡。易产生气道梗阻的群体主要是低龄儿童和老年人，也有部分成年人因进食时谈笑、进食过快而导致气道梗阻。气道是外界气体进出肺部的必经之道。由于异物进入气道，使得呼吸通道被完全或部分堵塞，引起通气障碍，导致缺氧窒息，严重者甚至立即死亡。所以在第一现场就要立即正确施救，才能挽救生命。如果不进行解救而背送医院，患者很可能在去医院的途中死亡。

一、第一时间识别

患者一般有误食异物、呕吐、咯血、外伤、昏迷、醉酒、脑卒中、老年期痴呆、精神病等病史。

1. "V"字形手势（图 3 - 23）　患者常常不由自主地以一手拇指和其余四指分开呈"V"字形紧贴自己的颈前喉部，以示痛苦和求救。这也是一个特殊的典型体征，国际通用，用来表示气道异物梗阻求救。

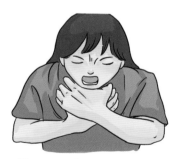

图 3 - 23　"V"字形手势

2. 表情痛苦，焦躁不安。

3. 当异物吸入气管时，会引起患者突然出现刺激性咳嗽、反射性呕吐、声音嘶哑、呼吸困难、失音、喉鸣。

4. 询问他："你是否噎着了？"患者点头示意。

二、第一时间应对

气道异物梗阻解救方法是一些简单易学、不需要借助医疗设备的手法，很适合第一目击者快速施救。

（一）鼓励咳嗽法

气道不完全梗阻且神志清醒的患者，如果异物仍在咽喉部，应当鼓励用力咳嗽，力争将异物咳出。应当注意：一旦患者不能配合吐出或咳出异物，应立即采取其他方法帮助解救。

（二）手指清除法

适用于清醒、配合的患者或已经昏迷的患者。方法是：如无颈外伤的禁忌，把患者的头偏向一侧，用纱布或毛巾包住勺子或筷子插入患者口腔打开口腔，用纱布包住一个或两个手指，或紧急时手指直接伸入口腔，迅速挖出或夹出异物。清除异物时要看准异物所在，动作要迅速，但不要粗暴，尽量避免挖破口腔黏膜，也要防止把异物推入更深处，以免更难取出。应注意保护自己的手指，防止被患者突然咬住。

（三）拍背法

1. 立位（坐位）　让患者一只手扶住一张椅的椅背，施救者一手放在患者胸部抱住患者，另一手用掌根或握成空心掌在患者肩胛间区脊柱上给予快速连续拍击，直至异物排出或神志丧失。注意必须让患者的头部保持在胸部水平或低于胸部水平，否则异物可能被拍击掉入气道更深处。

2. 卧位　患者呈屈膝侧卧位，施救者以膝和大腿抵住患者胸部，用掌根或握成空心掌在患者肩胛间区脊柱上给予快速连续拍击。

（四）腹部冲击法

气道异物的处理，在现场主要采用"腹部冲击法"。这种抢救方法，是美国著名医学家亨利·海姆立克教授发明的。具体方法参见本章第一节"海姆立克急救法"相关内容。

（五）胸部冲击法

对于不适合使用腹部冲击法的患者，如妊娠后期或明显肥胖的患者可采用此法。

1. 立位（坐位）胸部冲击法　适用于神志尚清醒的妊娠后期或明显肥胖的患者。施救者如立位腹部冲击法般站于患者身后，双臂由患者腋下向前环抱患者胸部，一只手握拳并将虎口放在胸骨中部，注意避开剑突；另一手抱住此拳，双手以肘关节为支点，向后作 5～10 次快速连续冲击，再检查异物是否排至口腔。如此反复操作，直至异物排出或患者因缺氧而意识丧失为止。

2. 卧位胸部冲击法　适用于神志不清的妊娠后期或明显肥胖的患者。患者仰卧，头偏向侧，解开其领扣，保持气道通畅。施救者骑跨在患者两大腿上，手掌根部置于胸骨下端，避开剑突，双手掌重叠，向前、向下冲击。每次冲击应独立而有节奏地进行，以保证将气道内的异物排出。

上述方法，在实际运用中，应根据抢救对象的不同情况予以选择使用。原则是尽快实施，施救越晚，肺内气体就会因吸收而减少越多，冲击异物的作用力越弱，异物越不易排出。

三、第一时间送医

气道梗阻患者第一现场处理不论异物是否取出都应第一时间送医，以确保患者的生命安全。

异物已取出的患者应检查各项生命体征，气道、食管黏膜是否受损，并第一时间处置。

异物未取出的患者，立即给予氧气吸入，监测生命体征，可给予气管切开、环甲膜穿刺、负压吸引、手术切开取物、喉镜直视下/支气管镜下取物等方法取出梗阻异物，对于心搏骤停患者立即进行 CPR，以保证患者生命安全。

四、成人气道梗阻，这些知识你得知道

（一）异物种类

气道异物的种类有许多，小儿以花生米、瓜子、玉米粒、豆类多见，其次有圆珠笔帽、眼药水瓶盖等塑料制品，还有纽扣、钱币、玻璃球及较小的玩具。成年人以进食大块食物如鸡块、排骨、面包、点心，或光滑的物体如糖果、葡萄等较为多见。

（二）梗阻原因

1. 进食不慎　因饮食太急太快，尤其是在吃年夜饭、参加庆功宴时，因为心情愉快，常边吃边笑或大声说话，肉块、肉丸等易误吸进入呼吸道。

2. 酒精中毒　大量饮酒时，由于血液中酒精浓度升高，使咽喉部肌肉松弛而吞咽失灵、神经反射迟钝，块状食物或醉酒的呕吐物极易误吸入呼吸道。

3. 咽喉反射差　脑卒中、卒中后遗症、老年期痴呆以及昏迷的患者，因咳嗽

反射和吞咽功能差，进食时容易呛入气道；或是呕吐物到达咽部，不会咽下而堵塞咽喉；或是无力咳痰致痰液凝固形成痰栓堵塞气管和支气管，都能形成气道梗阻。

4. 玩闹惊吓　儿童或精神病患者喜欢把一些细小的东西如玻璃球、螺丝钉、纽扣等含在口中，如果此时不慎摔倒或者被骂、挨打，惊恐之下，一次深吸气，口中物体就会吸入气道引起梗阻。

5. 生理原因　据统计，50%～80%的气道异物梗阻发生在 3 岁以下的婴幼儿。这是因为婴幼儿臼齿未长出，不能将食物完全咬烂；而且婴幼儿吞咽、咳嗽反射等发育不完善，咽喉保护功能差，容易在进食花生、饼干、果冻等食物时发生误吸。

6. 家长失误　家长把能引起气道梗阻的食物放在小儿很容易抓到的地方，是造成意外最常见的原因。还有一些是由于家长喂食时没有把食物弄碎，或是边喂边逗小儿玩耍，或是喂食时为让小儿听话而故意恐吓，都容易造成小儿气道异物梗阻的发生。

（三）气道异物梗阻的预防

当然，重要的还在于预防进食时避免食物和异物卡喉，应注意以下几点：

1. 将食物切成细块。

2. 充分咀嚼。

3. 口中含有食物时，应避免大笑、讲话、行走或跑步。

4. 不允许儿童将小的玩具放入口中。

5. 有以下情况者，进食时应格外注意：①有假牙者。②饮酒后进食者。

第四章　创伤第一时间急救

第一节　创伤四项技术

病例分享：当意外来临，面对残忍的车祸现场，该如何处理？

　　李先生，36岁，是一位年轻有为的某公司总经理。这天，正开车下班途中，由于太疲惫，没有看到右方来车，与其相撞，右侧车门严重变形，李先生自觉颈部、右上肢剧痛，右下肢活动性出血，立即拨打"120"，"120"到达现场前，目击者对其进行了初步的处理，用硬纸板固定其颈部，并对右上肢进行有效固定，将右下肢活动性出血进行了止血包扎。"120"到达现场后，使用四人搬运法将其平稳搬至脊椎板上并妥善固定后送至医院急诊科。经一系列检查后排除了李先生颈部、右上肢及右下肢骨折，其右下肢伤口，医生予以清创缝合后送急诊科留观室进一步观察。医生夸奖目击者给予了及时地现场急救措施，为李先生赢取了宝贵的时间。

　　随着社会的发展和人们生活水平的提高，车辆成了出行的必需品，无论白天还是黑夜，一眼望去，总是车马如龙。因交通的发达引发的事故也越来越多。在中国，创伤死亡已成为青壮年死亡的首要原因。现代急诊医学将受伤后的几分钟、十几分钟这一抢救病伤患者的重要时刻称为"黄金时刻"。在此时间内，如果抢救及时，处理得当，生命就有可能被挽救；反则病情加重，有可能导致终身残疾，甚至生命丧失。普通老百姓在各种意外伤害现场很有可能成为第一目击者，为生命争取"黄金时刻"。因此，掌握创伤现场急救的技能非常重要。

创伤四项基本急救技术包括止血、包扎、固定、搬运。尽快、正确处理创伤患者可以减轻患者的伤残率和病死率。创伤急救技术要遵循先复苏后固定、先止血后包扎、先重伤后轻伤、先救治后运输的原则。

一、第一时间识别

救治前第一目击者应对现场的环境、自身救助能力、自我保护能力及客观救助条件进行评估,确认现场无危险后方可进入。

1. 初步评估　首先要通过周围环境、人员、受伤的部位等判断受伤原因及病情。清醒的伤者应通过交流了解突发意外伤害的原因及情况,意识不清或昏迷的伤者则通过旁观者、家属或查看是否携带有效身份证件等线索进行初步判断。

2. 判断伤者意识　轻拍伤者肩部并大声呼喊"你怎么了"评估其反应,观察伤者面色及皮肤颜色与温度改变等情况。

3. 判断呼吸和脉搏　时间限定在5～10 s,直接观察胸部或上腹部有无起伏可判断伤者的呼吸情况;也可通过听伤者口、鼻有无呼吸音或用面颊感受有无气流的吹拂感等方法来参考判断(非专业人只需判断呼吸)。

4. 判断伤情　检查伤者的头、颈、面部、胸部、腹部、骨盆及四肢,并查看伤口部位、大小、出血量,询问有无疼痛,评判肢体的活动度。

二、第一时间应对

1. 及时呼救　在创伤发生的第一时间,需要救助者保持冷静,立即拨打"120"等救援部门的电话,以取得专业的援助。通话时将事故现场的地点、受伤人数、伤情等介绍清楚,并保持联络畅通。

2. 等待救援　非专业施救人员一般不要随意地搬动伤者的身体。在情况允许时可将其搬离至安全的环境等待"120"到达后为其进行更专业的诊治,如伤者颈部有疼痛或外伤则需等待"120"医生到达后进行评估再搬运,以免造成二次伤害。

3. 维持生命　迅速了解、判断有无危及伤者生命的紧急情况,如心脏停搏、窒息、呼吸停止、大出血等,并有针对性地进行心肺复苏等急救措施。

4. 等待"120"到达期间安抚伤者,缓解伤者紧张情绪。

5. 用干燥的毛毯、斗篷、睡袋等覆盖在伤者身上,注意伤者的保暖。

三、创伤急救四项基本技术

在等待"120"到来之前,对伤者进行正确的急救处置可以为后期临床救治赢得时间和机会。所以在创伤的急救中需要掌握四项基本技术，即止血、包扎、固定、搬运。

（一）止血

对于创伤意外出血的伤者，首先应判断是内出血还是外出血。内出血时血液流向体腔或组织间隙，一般不能用简单的止血措施立即止血，需立即送医院处理。因此这里主要介绍外出血的止血措施。动脉出血时，血的颜色鲜红，呈喷射状流出，出血量大，危险性大；静脉出血时，血的颜色暗红，血液缓慢流出，危险性较小；毛细血管出血最为多见，血液缓慢渗出。人体大量出血时会出现头晕、心慌、面色苍白、四肢无力等不适，如不加以控制将会危及生命！在第一现场的我们可以根据出血的情况，采取一些相应的简单快速止血措施来救助伤者。

1. 止血材料　就地取材的有毛巾、三角巾布料、丝袜、衣服等。禁止或慎用电线、铁丝、绳子等替代止血带。

2. 止血方法

（1）直接压迫、加压包扎止血法：这种方法是最常用的止血方法，是处理外伤出血时最先采用的方法。应注意无论伤口大小都不宜用未经消毒的水冲洗或外敷药物。

1）直接加压止血法：用敷料或纱布覆盖伤口，用手施加压力直接压迫止血，再用就地取材的用物加压包扎即可（图 4-1）。

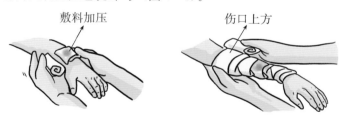

敷料加压　　　　　　　伤口上方

图 4-1　直接加压止血法

2）间接加压止血法：伤口有异物时（如扎入身体导致外伤出血的剪刀、钉子、玻璃片等），应在伤口边缘将异物固定，不可拔除异物，然后用就地取材的用物加压包扎（图 4-2）。

3）加垫屈肢止血法：适用于四肢非骨折性创伤动脉出血的临时止血措施（图 4-3）。

4）填塞止血法：将棉垫或消毒的纱布填塞在伤口内，再用加压包扎法包扎。

适用于大腿根、腋窝、肩部、口、鼻、宫腔等部位的出血。

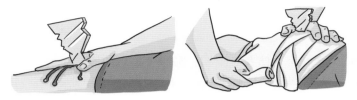

图 4-2　间接加压止血法

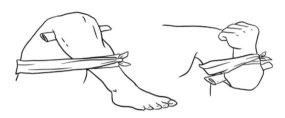

图 4-3　加垫屈肢止血法

（2）指压动脉止血法：这种方法适用于头部、四肢伤口的止血，但只能临时和短时间内使用（图 4-4）。要求以一定的力量，用手指压住出血伤口近端的动脉；

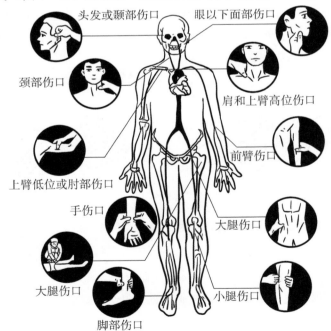

图 4-4　指压动脉止血部位

在动脉相对表浅的部位，将动脉压向骨块，阻断血流。常用的四个压迫点为颞浅动脉压迫点（头顶、额部大出血）、肱动脉压迫点（前臂及手大出血）、尺桡动脉压迫点（腕和手大出血）、股动脉压迫点（下肢大出血）。

（3）止血带止血法（图4-5）：此方法适用于其他止血方法不能有效控制的四肢大血管出血情况。使用不当会造成更严重的出血或肢体缺血坏死。在紧急情况下也可用绷带、布带等代替。止血带一定要用衬垫保护局部软组织。

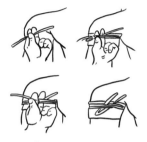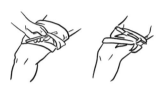

a. 橡皮止血带止血法　　　　　b. 临时绞紧带止血法

图4-5　止血带止血法

3. 注意事项

（1）结扎止血带的部位在伤口的近心端（上方）。

（2）上肢大动脉出血应结扎在上臂的上1/3处，以免损伤桡神经；下肢大动脉出血应结扎在大腿中、下1/3交界处。

（3）结扎止血带要松紧适度，以出血停止或远端动脉搏动消失为度，相对越松越好。

（4）扎上止血带后固定肢体，注意保暖。

（5）扎好止血带后，应当把扎止血带的时间、部位记在卡片上。并与"120"人员进行交接。

（6）为防止远端肢体因缺血而坏死，应当尽量缩短止血带的使用时间。一般止血带的使用时间以1 h左右为宜，最长不要超过3 h，每隔30～40 min松解一次，每次1～2 min，暂时恢复远端肢体血液循环。使用止血带后，应尽快送往医院。

（二）包扎

快速、准确地将伤口应用绷带、三角巾或自制材料等现场可利用的布料，采用一定的手法将受伤部位包裹起来，是外伤救护的重要环节。它可以起到压迫止血、保护伤口、防止进一步污染、固定骨折与关节、减轻疼痛等作用。包扎完毕后需送往医院进行进一步的救治。现场救护时施救者需戴防护手套，如果没有手套，建议用塑料袋保护自己。

1. 包扎材料　就地取材用身边的衣服、毛巾、领带等折叠替代绷带；用身边的床单、桌布、头巾等剪开替代三角巾（图4-6）。

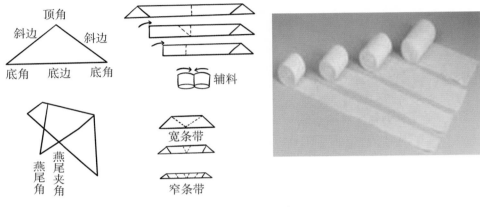

图4-6　包扎材料

2. 包扎方法

（1）绷带包扎法：

1）环形包扎法（图4-7）：这是包扎法中最基本、最常用的，常用于四肢的一般小伤口，还适用于颈部、头部、腿部以及胸腹部等处。

2）螺旋包扎法（图4-8）：多用于肢体和躯干等处有较大伤口或是同一部位有多个邻近小伤口。

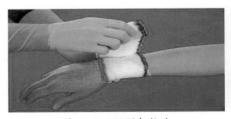

图4-7　环形包扎法

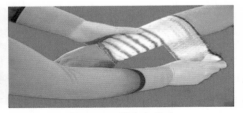

图4-8　螺旋包扎法

3）回返包扎法（图4-9）：多用于头部或断肢伤口包扎。

4）螺旋反折法（图4-10）：包扎粗细差别较大的前臂、小腿时，为防止绷带滑脱，多用包扎较牢固的螺旋反折法。

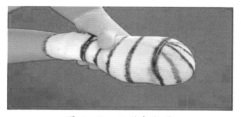
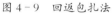

图 4-9 回返包扎法

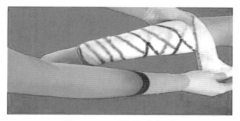

图 4-10 螺旋反折法

5）"8"字形包扎法（图 4-11）：此法用于膝（肘）部包扎。

（2）三角巾包扎法（图 4-12）：用布料折成条带状、燕尾巾、连双燕尾巾等形状，包扎面积大，使用方便，容易掌握。

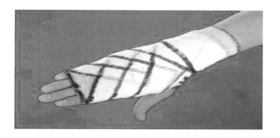

图 4-11 "8"字形包扎法

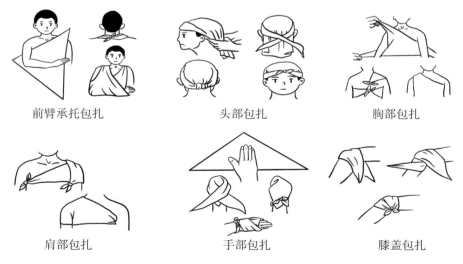

前臂承托包扎　　　　头部包扎　　　　胸部包扎

肩部包扎　　　　手部包扎　　　　膝盖包扎

图 4-12 三角巾包扎法

3. 注意事项

（1）根据包扎部位选择合适的包扎用物，大小规格要适宜、干燥、无污染。

（2）尽量使伤者处于比较舒适的体位：可取坐位或卧位，需要抬高肢体时，应给予适当的扶托物，包扎的肢体必须保持功能位置。

（3）适当添加衬垫物：皮肤皱褶处如腋下、乳下、腹股沟等，应用软物衬隔，防止局部皮肤受压。

（4）保持正确的包扎方向，环绕方向一般由左向右，从远心端向近心端，以利于静脉血液的回流，指端尽量外露，便于观察血液循环情况。

（5）打结应避开伤口：固定时的结应放于肢体的外侧面，切忌在伤口上、肢体内侧、容易摩擦或易于受压的部位打结。

（6）包扎的动作规范：可用四字概括包扎动作的要求，即快、准、轻、牢。快即指包扎动作迅速敏捷；准即指包扎部位要准确；轻即指包扎动作要轻，尽可能不要改变伤肢位置，不要碰撞伤口，以免增加伤口的疼痛和流血；牢即指包扎牢靠，松紧适宜，包扎的松紧要适度，不可过紧，以免妨碍血液循环，也不可过松，以免脱落或移位。

（7）当伤口处异物较多，如玻璃碴、石子等，不能对伤口进行包扎。伤口有异物刺入时，不可随意拔除异物，应直接固定（图4-13）。

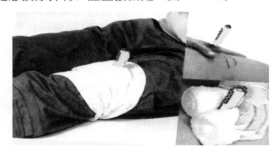

图4-13　直接固定

（8）外露的骨折端或脱出体腔的内脏不可直接回纳（图4-14）。

（三）固定

固定是为了防止骨折端活动刺伤血管、神经等周围组织造成继发性损伤，减少疼痛，便于搬动。骨折在现场的表现直观的分为开放性和闭合性两大类，开放性骨折可从伤口直观地看到骨折，常有断端突出体表（图4-15）；而闭合性骨折常表现

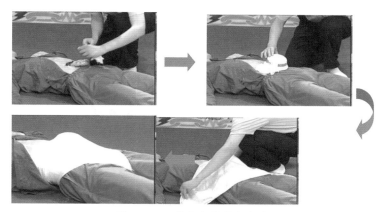

图 4-14　外露内脏固定方法

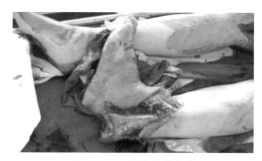

图 4-15　断端突出体表

为疼痛、肿胀、骨擦音、肢体畸形、肢体活动功能障碍。现场区别扭伤、脱臼及骨折比较困难，怀疑骨折就按骨折处理。

1. 固定材料

（1）夹板（图 4-16）：是最常用的固定材料，就地取材，如棍、树枝、扁担、木棒、竹片、步枪等。现场制作可用杂志（图 4-17）、硬纸板、雨伞等。

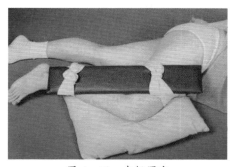

图 4-16　夹板固定

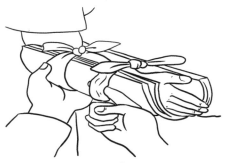

图 4-17　杂志固定

（2）无替代材料时，也可把断肢固定于健侧肢体上（图4-18）。

（3）颈托（图4-19）：颈部固定器，用沙袋或衣物置于头颈部两侧，用报纸、毛巾、衣物自制颈托进行颈部固定。

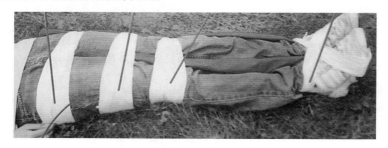

图4-18　断肢固定于健侧肢体

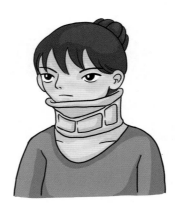

图4-19　颈托固定

（4）脊柱板：使用木板或门板（图4-20）。

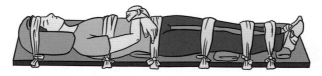

图4-20　脊柱板固定

2. 固定方法　各种部位骨折的固定方法各不相同，操作前应迅速评估骨折部位及程度，采取正确有效的固定方法。

（1）上臂骨折固定：伤者手臂屈肘90°，用两块夹板固定伤处，一块放在上臂内侧，另一块放在外侧，然后用绷带固定。固定好后用三角巾或绷带悬吊伤肢（图

4 - 21）。

（2）前臂骨折固定：伤者手臂屈肘 90°，用两块夹板固定伤处，分别放在前臂前后侧，再用绷带缠绕固定。固定好后，用绷带或三角巾悬吊伤肢（图 4 - 22），检查手指血运。

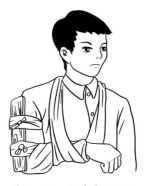
图 4 - 21　上臂骨折固定

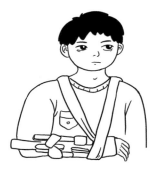
图 4 - 22　前臂骨折固定

（3）大腿骨折固定：两块木板，一块从伤侧腋窝至外踝，一块从大腿内侧至内踝，用七条宽带固定，先固定上下两端，再固定膝、踝、腋下、腰部。

（4）小腿骨折固定：伤者伤腿伸直，夹板长度上过膝关节，下过足跟，两块夹板分别放在小腿内外侧，再用绷带或三角巾固定（图 4 - 23）。

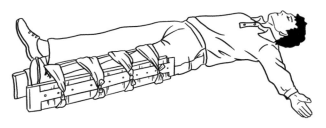
图 4 - 23　小腿骨折固定

3. 注意事项

（1）若有出血性伤口，应先包扎、止血再行固定；若有休克，应先救命后救伤。

（2）若有开放性骨折，刺出的骨折断端在未经清创处理时不可直接还纳伤口内，以免造成感染。

（3）夹板固定时，其长度和宽度要与骨折的肢体相适应，长度必须超过骨折部位上、下两个关节；固定时还应固定上、下两个关节。

（4）夹板固定时，应用棉垫等物衬垫，特别是夹板两端、骨隆突处及悬空部位应加厚衬垫，防止局部组织受压或固定不稳。

（5）固定应松紧适度、牢固可靠，并将肢端露出，以便观察末梢血液循环情况，发现肢端苍白、发冷、麻木、肿胀等情况时，应立即松开检查并重新固定。

（6）固定后应避免不必要的搬动，不可强制伤者进行活动。

（7）对于不确定的骨盆、脊椎骨折的情况，不予以搬动固定，等待"120"人员到达。

（四）搬运

当危重伤员经现场抢救后，需要迅速、及时、安全运送到医院。如果搬运方法不得当，可能事与愿违、前功尽弃，造成伤员的终身残疾，甚至危及生命。因此，要采用正确的搬运方法，使伤员的伤情不再加重。

1. 搬运材料（图 4-24） 因人制宜采取搀扶、背运、双人运等不同方式。可以利用身边的工具，如木板、衣服、毛毯、绳索等制作担架。

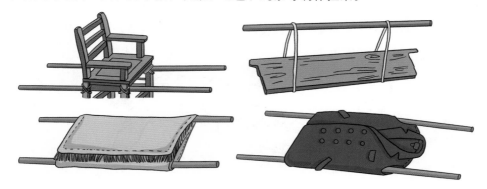

图 4-24 搬运工具

2. 搬运方法 伤员搬运技术包括徒手法与机械法。

（1）徒手搬运：

1）单人搬运法：适合那些没有骨折，伤势不重，能自行行走、神志清醒的伤员，包括扶行法、背负法、抱持法、拖行法（图 4-25）。

2）双人搬运法：适用于清醒、体力不支的伤者。在不影响伤病的情况下可以用椅托式、轿杠式、拉车式（图 4-26）。

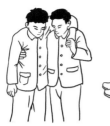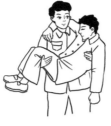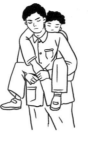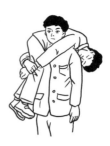

图 4 - 25　单人搬运法

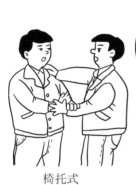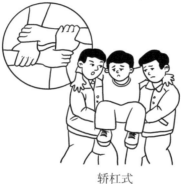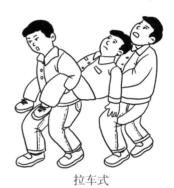

椅托式　　　　　　　　　　轿杠式　　　　　　　　　　拉车式

图 4 - 26　双人搬运法

3）三人搬运法：对疑有胸、腰椎骨折的伤者应由三人配合搬运（图 4 - 27）。

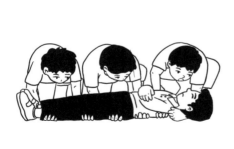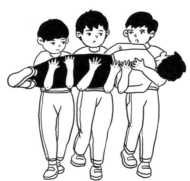

图 4 - 27　三人搬运法

4）多人搬运法：对脊柱受伤的伤者，向担架上搬动时，应由 4～6 人一起搬动
（图 4 - 28）。

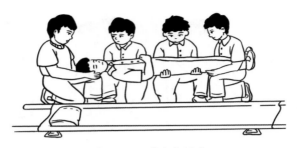

图 4 - 28　多人搬运法

（2）机械搬运法：应使用脊柱板或铲式担架等硬质担架或木板搬运（图 4 - 29），防止受伤脊柱弯曲、扭转或暴力牵拉。

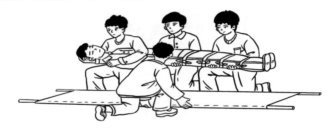

图 4 - 29　担架搬运法

3. 注意事项

（1）不要盲目地移动伤者，应在止血、包扎、固定后再进行搬运。

（2）搬运伤者前要检查伤者的生命体征和受伤部位，重点检查伤者的头胸部有无外伤，特别是颈椎是否受到损伤，对尚未明确是否有脊柱损伤者，搬运的过程中应保持脊柱轴位，避免强拉硬拽。

（3）对疑有脊柱、骨盆、下肢骨折伤者不可试行站立，对肋骨骨折的伤者不可背送。当遇到脊柱损伤的伤者应用硬担架搬运，禁忌一人抬肩、一人抱腿法搬运（图 4 - 30）。

（4）在人员、担架等未准备妥当时，切忌搬运，搬运体重过重和神志不清的伤者时，要将伤者固定于担架上，防止搬运途中发生坠落、摔伤等意外。

（5）搬运时保持伤者头向后、足向前。随时观察伤者的病情变化，一旦途中发生紧急情况如窒息、呼吸停止、抽搐时，应停止搬运，立即进行急救处理。

（6）在特殊的现场，应按特殊的方法进行搬运。如火灾现场，搬运者需弯腰前进，做好个人及伤者的防护措施。

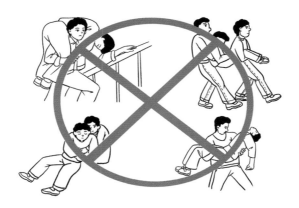

图 4 - 30 脊柱损伤搬运禁忌

四、救护原则

创伤在各种突发事件情况下发生，创伤程度各种各样，现场救护要根据现场条件和伤情采取不同的救护措施。尽管如此，创伤的现场救护又有其共同的规律，需要掌握以下原则：

1. 注意自身和伤员安全，人文关怀贯穿始终。

2. 整体观念 全面检查（意识、呼吸、循环、伤口、头、脊柱、胸、腹、骨盆、四肢）及重点了解伤情。

3. 先抢救生命，后检查创伤，快速有效止血。

4. 包扎，先头胸腹部伤口，后四肢。

5. 固定，先颈部，后四肢。

6. 迅速、准确，动作轻巧，防止加重损伤。

7. 尽可能做好自我防护及事后的必要处置。

第二节 出 血

病例分享：生活中弄伤了手，出血了，你会处理吗？

张大爷在做饭时不小心弄伤了右手大拇指，导致流血不止，他非常慌张，打电话给亲朋好友求助，有人出主意可以擦点牙膏止血，有人出主意可以浸泡在醋中止血，有人出主意可以撒点锅灰止血……种种方法他都试过了，还是不能止血。张大爷很紧张，开始出门求助，先敲开邻居王大爷的门，他也不会处理。王大爷陪着张大爷一层层楼找人帮忙，沿路滴出了一条"血路"。最后总算有人提出要赶紧送医院，到医院时予以紧急处理，但因时间延误，导致留下了后遗症。您猜一猜，病例中的张大爷犯了几处错误？

全球每年因创伤死亡的人数超过500万人，出血（图4-31）占死亡原因的40%。我国作为全世界人口最多的国家，创伤死亡的人数及频次均居世界首位。创伤可怕的是致死致残率高，更可怕的是多为青壮年。

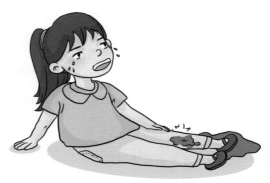

图 4-31 出 血

出血，简单来说，是指血液从心脏或血管腔内流出；血液流出到身体外，称为外出血；血液流出到身体内的各个腔隙或组织内，称为内出血。

出血对我们身体的影响主要取决于出血部位、出血量和出血速度。我们人体具有自动止血的功能，所以缓慢的少量的出血多数可以自行止血；如果不能自行止血，则需要到医院采取止血措施。

一、第一时间识别

第一时间识别出血（图4-32），才能迅速采取有效的措施止血。

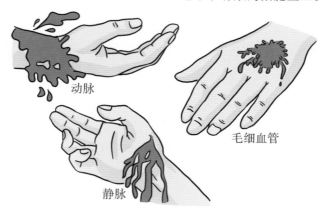

动脉

毛细血管

静脉

图 4-32 识别出血

1. **伤口滴血** 颜色为红色，呈小点滴状，看不见明显的血管出血，多数为毛细血管出血，一般可自行止血，止血后可使用创可贴保护伤口。

2. **伤口流血** 颜色为暗红色，血液迅速而不间断地从伤口流出，为静脉出血，一般难以自行止血，需前往医院处理。

3. **伤口喷血** 颜色为鲜红色，血液呈喷射状涌出，为动脉出血。大动脉出血可以在数分钟内导致死亡，需要紧急拨打"120"，并立即止血抢救。

二、第一时间应对

1. 安抚伤者，帮助伤者躺下，如果可以，躺在地毯或毛毯上，可以防止热量丢失。尽可能使受伤的身体部位固定。

2. 去除伤口上的污物、碎屑或残留物，不要移走任何较大或位置较深而藏于伤口的异物，不要去探查伤口或清洁伤口。记住，你的首要任务是止血。如果有条件的话，请戴手套。

3. 在伤口上放置无菌纱布或干净的棉布，用手掌紧紧按压纱布或棉布以控制出血，持续按压伤口至少 20 min，直到成功止血。可以用绷带及胶布包扎好伤口，以达到对伤口持续施压的目的。不要按压受伤的眼睛或有异物的伤口。如果可以，将受伤的四肢抬高到心脏水平以上。

4. 如果伤口持续出血，血液渗透伤口处的纱布或棉布，千万不要取下纱布或棉布，请在上面覆盖更多纱布、棉布或其他吸收力好的材料，继续用手掌按压止血。

5. 止血带可以有效地控制危及生命的四肢出血，如果您接受过正规的培训，请使用止血带，并记录好开始使用的时间。注意：止血带的使用时间，原则上不超过 1 h，如果需长时间使用，应每隔半小时松开 30 s，在松开止血带的同时，应按压住伤口，避免大量出血。

6. 如果可以，在止血之前最好洗净你的双手，并且戴上手套以避免感染。

7. 如果受伤的地方在腹部，且受伤的器官已经移动了位置，请不要尝试将它们移回原位，只需要用纱布或干净的棉布敷在伤口上。

三、第一时间送医

出血发生后，如果不能及时止血，一定要立即就医。

一般成人的总血量为 4000 mL 左右，如果短时间内出血达到总血量的 1/3（超过 1000 mL），则会出现休克。如果出血达到总血量的 1/2（约 2000 mL），则全身处于严重缺血状态，很快会导致死亡。

直接压迫止血法是最直接有效、快速安全的止血方法，是大部分的外出血止血的首选方法。

（一）指压止血法

指压止血法适用于头颈部和四肢的动脉出血。根据出血部位的血管走向，用手指压住血管的上方（近心端），使血管封闭，中断血流，达到止血的目的。

1. 头顶部出血　用拇指或食指压迫伤口同侧耳朵前方的颞浅动脉搏动点（图 4－33）。

2. 头面部出血　用拇指或其他四指压迫伤口同侧颈部的气管与胸锁乳突肌之间的颈总动脉（图 4－34），压向颈椎方向。注意：不能同时压迫两侧颈总动脉，以免造成脑部的缺血坏死。压迫时间不能太久，以免有危险。

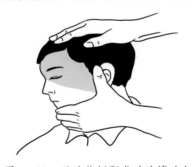 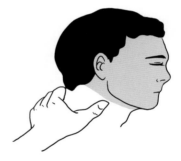

图 4－33　压迫伤侧颞浅动脉搏动点　　　图 4－34　压迫伤侧颈总动脉

3. 颜面部出血　用拇指或食指压迫伤口同侧咬肌与下颌骨下缘交叉处的面动脉（图 4－35）。

4. 肩腋部出血　用食指压迫伤口同侧锁骨窝中部的锁骨下动脉（图 4－36），将其压向深处的第一肋骨。

5. 前臂出血　用拇指或其余四指压迫伤口同侧的上臂内侧肱二头肌内侧沟处的肱动脉（图 4－37）。

6. 手部出血　两手拇指分别压迫伤侧手腕部横纹稍上处的尺动脉和桡动脉（图 4－38），内外侧各有一搏动点。

7. 手指出血　用拇指和食指同时捏住伤侧手指指根两侧的指动脉（图 4－39）。

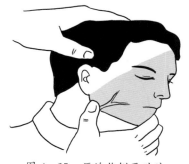

图 4-35　压迫伤侧面动脉

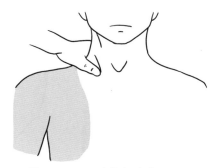

图 4-36　压迫伤侧锁骨下动脉

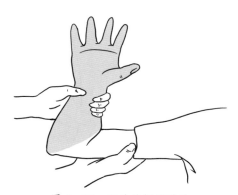

图 4-37　压迫伤侧肱动脉

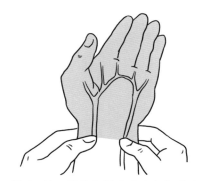

图 4-38　压迫伤侧尺动脉和桡动脉

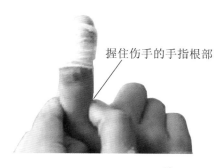

握住伤手的手指根部

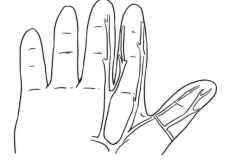

图 4-39　压迫伤侧指动脉

8. 大腿以下出血　用两手拇指重叠用力压迫伤侧大腿上端腹股沟中点的股动脉（图 4-40）。

9. 足部出血　用两手拇指分别压迫伤侧足背动脉和胫后动脉（图 4-41）。足背动脉位于足背中部，胫后动脉位于足跟内侧与内踝之间。

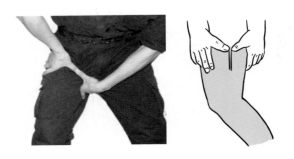
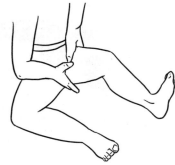

图 4 - 40 压迫伤侧股动脉

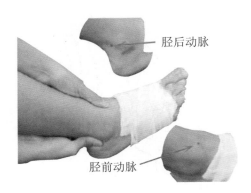
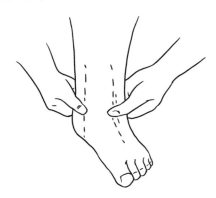

胫后动脉

胫前动脉

图 4 - 41 压迫伤侧足背动脉和胫后动脉

（二）加压包扎止血法

加压包扎止血法适用于小动脉出血、静脉出血和毛细血管出血。先用大于伤口的无菌敷料或干净的布料盖住伤口，再用纱布、棉布、毛巾、衣服等折叠成相应大小的垫，放在无菌敷料上面，然后再用绷带、三角巾等紧紧包扎（图 4 - 42）。松紧度以能达到止血又不影响伤侧的血液循环为宜。同时将出血部位抬高超过心脏的位置，可减少出血。如果有骨折，必须另加夹板固定。

注意：不要用纸巾或棉花直接盖在伤口上，避免这些物品上的纤维黏在伤口上影响进一步的处理和清洗。伤口有碎骨片时，禁止使用这种方法，以免导致二次损伤。

（三）止血带止血法

止血带止血法适用于四肢的大出血，且其他方法难以止血时。常用的种类有橡皮止血带、布类止血带、充气式止血带（图 4 - 43）。只有正确的使用止血带，才能

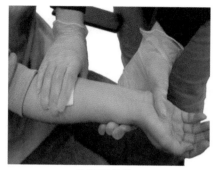
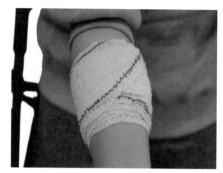

敷料覆盖伤口　　　　　　　　　　　　　　绷带包扎

图 4 - 42　加压包扎止血法

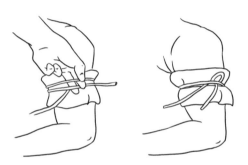

图 4 - 43　止血带止血法

达到止血的目的，又能防止和减少并发症的发生。

1. 止血带使用前应先将受伤的肢体抬高，使血液回流。

2. 止血带的使用部位选择应在伤口的近心端。一般上肢出血部位选在上臂的上 1/3，下肢出血部位选在大腿的中上 1/3。在肘关节或膝关节以下部位使用止血带无止血作用。禁止在上臂的中 1/3 使用止血带，避免压迫神经而导致上肢麻痹。

3. 使用止血带之前，要先用毛巾、棉织品或其他布类作为铺垫，不要直接扎在皮肤上。紧急情况时，可以将袖口或裤腿平整卷起，止血带扎在其上面。

4. 止血带要扎得松紧合适，过松不能止血，过紧容易损伤血管和神经。一般扎上后以刚好止血且能摸到远端的动脉搏动为宜。

5. 止血带使用时间一般不超过 1 h，如果需长时间使用，应每隔半小时松开 30 s，在松开止血带的同时，应用指压法暂时止血，避免大量出血。总时间不应超过 4 h，否则会引起挤压综合征。

6. 要注明止血带开始使用的时间和部位，并做标志，做好交接。

第三节 颅脑损伤

病例分享：车祸后人是清醒的就没事了吗？

2020 年 12 月 21 日晚 9 时许，某工业区发生一起交通事故。45 岁的谢先生骑自行车回家时，被一辆摩托车撞倒后受伤。当地医院急救人员接到电话后迅速赶到现场。在现场，"120"急救人员发现，受伤男子头部有外伤出血，但并不严重。急救人员到达时，该男子意识清醒，能说话和行走。急救人员进行了现场紧急处理后，将该男子接回医院进行进一步检查诊治。

但到达医院急诊室不久，该男子病情急转直下，开始出现喷射性呕吐，随后出现呼之不应，呼吸也开始微弱，此时距车祸发生约半小时。"患者出现进行性意识障碍！"接诊的马医生迅速做出判断，紧急开通绿色通道，进行抢救、输液、吸氧、心电监护等，并做了 CT 检查。CT 检查显示患者脑内出现巨大血肿。急诊科医护人员马上与该院神经外科专家联系，并立即安排手术。至当天凌晨，患者谢先生手术成功，脱离了生命危险，并返回病房进行进一步观察治疗。

头部外伤是生活中最常见的外伤，由于头皮血管丰富，即便是不起眼的小伤，也可能导致出血多，并且由于头发遮盖，不容易发现出血点，所以自己进行止血特别困难，尤其是头部受伤后出现昏迷，更是大意不得。如果您发现伤者清醒，能走路能说话，只是头部受了伤，这时候千万别大意，一定要及时就医，或许致命的"内伤"并没有排除。

头部外伤莫大意！出现以下情况，请第一时间送医，如果送医或抢救不及时，很容易出现生命危险。特别是在车祸中发生头部外伤患者一定要小心，需及时就医，家属切不可大意，要有人陪同患者并及时观察其神志变化。一旦患者出现呼之不应及喷射性呕吐等异常现象，往往伴有脑内大出血，此时，一定要以最快地速度进行检查救治，这样或许能救回一条命。否则，当脑内出血量大，严重压迫脑组织，压迫时间长，就会出现脑疝，继而很快出现呼吸抑制、呼吸心搏停止，再救治成功的概率就会大大降低。

一、第一时间识别

颅脑损伤是一种常见外伤，可单独存在，也可与其他损伤复合存在。根据颅脑解剖部位分为头皮损伤、颅骨损伤与脑损伤，三者可合并存在。

1. 意识障碍　多数患者伤后可出现意识丧失（图4-44），呼之不应，时间长短不一。意识障碍由轻到重，可分为嗜睡、意识模糊、昏睡、昏迷。

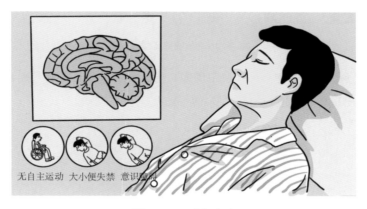

无自主运动　大小便失禁　意识障碍

图4-44　意识丧失

2. 瞳孔改变　如果患者伤后立即出现一侧瞳孔散大，对光反射消失，患者神志清楚，可由于动眼神经损伤所致（图4-45）。

3. 颅内压增高　表现为头痛、恶心、呕吐及生命体征的改变（图4-46）。

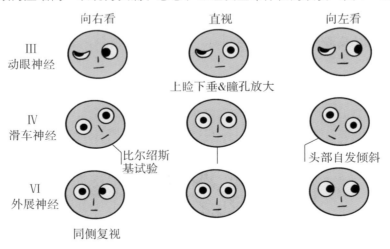

图4-45　神经损伤瞳孔变化

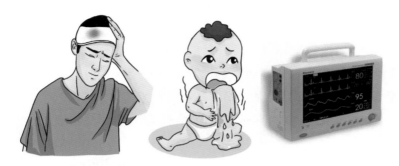

图 4 - 46　颅内压增高症状

4. 神经系统体征　患者如果脑部受损，伤后会立即出现偏瘫（图 4 - 47）等现象，逐渐会出现血肿压迫功能区或脑疝的表现。

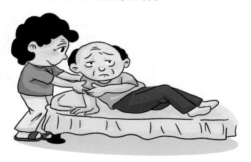

图 4 - 47　偏　瘫

二、第一时间应对

1. 伤者应安静卧床，头不要乱动。有伤口时应清创、压迫止血、包扎伤口（图 4 - 48）。

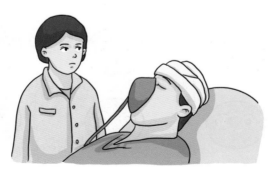

图 4 - 48　卧床休息

2. 头部轻微的伤害也易出血，因此采取直接压迫止血（图 4 - 49）。

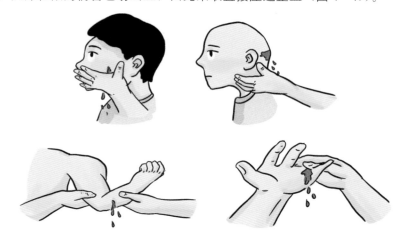

图 4 - 49　压迫止血

3. 要注意观察患者病情　当出现下述之一时就应立即送医院治疗（图 4 - 50）：

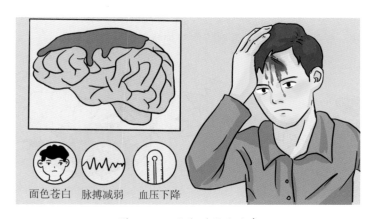

面色苍白　脉搏减弱　血压下降

图 4 - 50　立即送医院治疗

（1）轻微伤却失去意识的患者。

（2）眼睛周围、鼻子、耳朵有出血现象的患者。

4. 要注意患者的受伤部位，对意识状态、面容表情、出血量的多少做出正确的判断，多脏器损伤往往造成死亡。如果呼吸心搏骤停应做心、肺、脑复苏，需要做人工呼吸、胸外心脏按压（图 4 - 51），建立畅通的呼吸。如有出血，应用止血带或指压止血。如有休克症状，速送医院抢救。

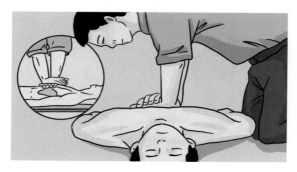

图 4-51 胸外心脏按压

三、第一时间送医

1. 了解伤情　如果伤情轻微，劝其就医即可。如果意识不清或有明显损伤，应立即与"120"联系（图 4-52），请求医疗支援。

2. 保持呼吸道通畅　解除急性呼吸道梗阻是头部外伤急救的重点。昏迷者防止舌根后坠，可一手放在伤员颈后，另一手放在额前，使头部后倾，用颈后的那只手将下颌往上推（图 4-53）。呕吐者需平卧，头偏向一侧，尽可能清除口中的异物，如呕吐物、松脱的假牙，必要时行气管内插管、人工呼吸。

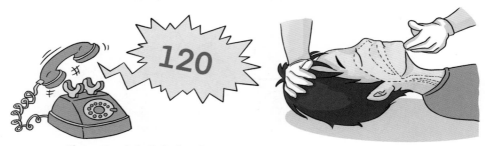

图 4-52　立即联系"120"　　　　　　图 4-53　仰头抬颏法

3. 控制出血　头部外伤要如何进行急救呢？由于头皮血流丰富，而且皮肤紧绷，所以伤口出血量较大，有时要比实际情况严重许多。直接压迫多可控制出血（图 4-54），但如有骨折或异物，应避免施予重压。

4. 转送医院　因为头部外伤有着易变、多变、突变的特点，所以头部伤员应及时送往具备手术条件和技术力量，最好是有专科病房的医院诊治（图 4-55），否则很可能延误救治，酿致恶果。每年都会有因耽搁手术时机而死亡的不幸病例，教训惨痛。

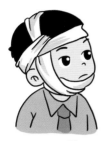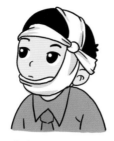

图 4 - 54　头部包扎

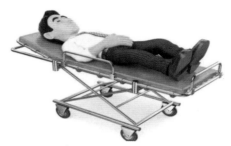

图 4 - 55　送医院诊治

四、颅脑损伤有多危险？这些知识，你一定要知道

关注一：头部外伤为什么会致命？

颅脑损伤是一种常见外伤，致死、致残率高居全身创伤之首。交通事故、建筑及工矿事故、运动损伤和高处坠落伤是导致这类损伤的原因，那脑外伤的致命原理是什么呢？

坚实的颅骨，就像一个天然的头盔保护着我们的大脑，尽管如此，大脑仍然容易受到各种外伤。50 岁以下的人，脑外伤是常见的致死和致残原因，大约一半的严重脑外伤患者不能存活。严重的脑外伤会牵拉、扭曲或撕裂脑内的神经、血管及其他组织。神经通路受到破坏，会引起出血、水肿。颅内出血和脑水肿使颅内压力增高，脑组织进一步遭到破坏，诱发脑疝。

关注二：如果脑部受了伤，你知道哪种最致命吗？

1. 脑震荡先确认有无头外伤　在门急诊中，常常遇见一些刚刚经历过打伤或摔伤的患者，进门第一句话就是："大夫，我可能脑震荡了！"而经过检查发现，多数患者是因为认识误区，而被"脑震荡"了。

什么是脑震荡？脑震荡是指头部遭受外力打击后，即刻发生短暂的脑功能障碍。临床表现为短暂性昏迷、逆行性遗忘以及头痛、恶心和呕吐等症状，神经系统检查无阳性体征发现。临床诊断脑震荡，首先要确认受到了头部外伤；其次，患者伤后出现了短暂的意识障碍，一般不超过 30 min，通俗点说就是曾昏过去。

由此可见，日常生活中的"磕磕碰碰"并非我们所说的脑震荡。而且，即便是诊断了脑震荡也不必过度紧张，只需适当卧床休息，减少脑力和体力劳动；如果有头痛、失眠等症状，可分别给予镇痛药和镇静药处理。

2. 弥漫性轴索损伤如"筋脉寸断"　武侠小说里面经常描写有一种功夫，寥寥几招就能让人筋脉寸断。用"筋脉寸断"形容弥漫性轴索损伤造成的神经轴索和血管损伤再合适不过。乍一看，没有血肉模糊、脑浆四溅，但都是极重的内伤。

弥漫性轴索损伤是一种特殊的颅脑损伤类型，发病原因是外伤使头部产生旋转加速度或角加速度，脑组织受压及回位过程中神经轴索和小血管损伤。这种情形多见于车祸，患者伤后大多立即昏迷，昏迷程度深，持续时间长，会出现中间清醒期，且一般无明确的神经系统局灶性损害的定位体征。

不同于脑震荡，弥漫性轴索损伤的危害性更大。患者可能处于长期昏迷或植物生存状态，严重时甚至能在短期内出现生命危险，任何治疗方法效果均不佳，且预后极差。

3. 脑挫裂伤好比西瓜烂瓤不烂皮　关于脑挫裂伤，有个比喻很形象：西瓜摔地上了，皮儿没坏，当切开西瓜后却发现里面的瓤已经烂了。

脑挫裂伤是脑挫伤和脑裂伤的统称。这种外伤常发生于暴力打击的部位和对冲部位，多见于额、颞的前端和脑底部。伤者大多立即昏迷，医生常以伤后昏迷时间超过 30 min 作为判定脑挫裂伤的参考时限，长期昏迷者多有广泛的脑皮质损害或脑干损伤。

脑挫裂伤一般以非手术治疗为主，只有当出现颅内血肿或难以控制的颅内高压时才需手术治疗。根据脑组织受伤部位和程度，对于轻症患者，即使恢复清醒，部分患者仍会遗留偏瘫、失语等神经功能受损的症状体征；严重者可出现长时间昏迷，甚至死亡。

4. 原发性脑干损伤无力回天　原发性脑干损伤是颅脑损伤中后果最严重的。这类脑损伤占重型颅脑损伤的 7%～10%，伤后症状较为严重，死亡率高。

受伤机制常因头部受到打击或身体其他部位受到撞击，使脑干撞击、移动、扭转而造成损伤。临床上的典型表现为伤后立即出现持续昏迷状态，昏迷深浅程度不一。少数轻者对痛刺激有反应，但严重者呈深度昏迷状态，一切反射均消失，四肢软瘫，生命体征明显紊乱。重症患者往往救治困难，死亡率极高。所以，一旦造成原发性脑干损伤，往往意味着无力回天。

关注三：发生头外伤若不及时采取治疗，会引起哪些并发症呢？

1. 颅内血肿　是头外伤最常见的并发症，受了头外伤之后没有及时的清除血肿及采取有效的治疗，就会引发颅内血肿。

2. 意识昏迷　发生脑外伤之后，病情较严重的患者就可能会发生。

3. 脑积水　由于发生头外伤后，脑部的神经受到损害后出现。

4. 颅内异物残留或者脑脊液漏　由于受伤后颅内异物没有及时清除，一旦发生，将会对患者的身体造成巨大的损害。

关注四："头部"遇袭"，你该怎么办?

头骨本身非常坚硬，所以一般的外力很少会造成头骨损伤。倘若外力过于猛烈，则颈部、背部、头部的脆弱血管就成了"牺牲品"。如果你的头上起了包，那么用冰袋敷患处可以减轻水肿。如果被砸伤后头部开始流血，处置方式和被割伤的方式一样，即用干净毛巾按压伤口止血，然后去医院缝合伤口，并检查是否有内伤。如果被砸伤者昏厥，那么需要叫救护车速送医院，一刻也不能耽搁。

五、康复期健康指导

1. 饮食指导　持续昏迷后 24 h 应鼻饲流质以保障营养的供给，鼻饲留置时应少量多餐，每次鼻饲量不超过 200 mL，宜高蛋白、高热量、营养丰富的饮食，伤后清醒者，指导患者进食高热量、高蛋白、高维生素、易消化食物，以保证充足的营养供给，促进损伤的修复（图 4-56）。

2. 康复期指导　指导患者恢复期尽量减少脑力劳动，少思考问题，不阅读长篇读物，少看刺激性电影、电视节目，可适当听些轻音乐，以缓解紧张情绪（图 4-57）。告知患者恢复期常有头痛、恶心、耳鸣、失眠等症状，一般在数周至数月逐渐消失，如存在长期头晕、失眠、烦躁、注意力不集中和记忆力下降等症状，持续 3～6 个月仍无好转，应到医院进一步检查。

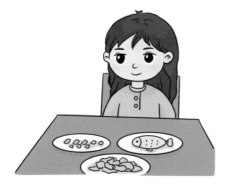

图 4-56　饮食健康

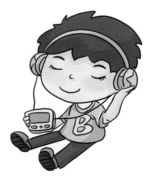

图 4-57　缓解紧张情绪

3. 功能锻炼指导　告知患者早期进行功能锻炼（图4-58）对颅脑损伤患者有重要意义，肢体瘫痪患者需进行功能康复训练，遵循由小关节到大关节、先轻后重、被动到主动、近心端及远心端、先下肢后上肢、循序渐进的原则。早期可先在床上锻炼，以后逐渐离床，随后锻炼行走，训练期间需有人在旁边陪护。

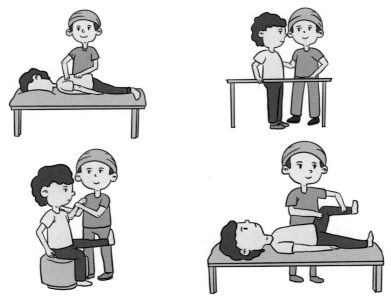

图4-58　早期进行功能锻炼

第四节　颈椎损伤

病例分享：一个简单的摔伤，要固定这么严实？

一天，"120"指挥中心接到报警电话，称有人从二楼摔下来，躺在地上不能动弹，需要呼叫救护车。"120"急救人员到达现场后，初步判断患者为高处坠落，头部有外伤，怀疑颈椎损伤。立即予以颈托固定头颈部，头部简单包扎，采取四人平抬法将患者移至脊柱板并抬上救护车转送医院。当"120"急救人员在现场处置患者时，家属和旁观者就提出质疑：患者只是头部有一个简单的小伤口，又能说话，至于这样"五花大绑"吗？你们是不是小题大做了？而事后证明医务人员现场的处理是及时正确的，患者有颈椎损伤。当意外伤害事故现场不能判断患者是否有颈椎损伤时，应按颈椎损伤处理，以防引发二次伤害，加重病情。

颈椎损伤常发生于交通事故、矿难、自然灾害时，可以由间接暴力或者直接暴力所致。由于颈椎内有十分重要的颈髓及从颈椎间孔发出的周围神经，而一旦发生颈椎骨折往往伴有颈椎的错位而压迫脊髓，导致脊髓或神经的损伤。如果第一时间采取正确而科学的固定和搬运等急救措施，可以避免进一步加重脊柱、脊髓的损伤（图4-59），同时会大大提高后续治疗的成功率，减少致残率和致死率。但是如果急救处理方法错误，尤其是搬运不当，则可造成患者四肢瘫痪甚至高位截瘫，即患者自颈部以下不能做任何活动并丧失皮肤感觉，长年卧床不起。严重者甚至死亡。因此，意外伤害事故中要特别重视颈椎损伤。

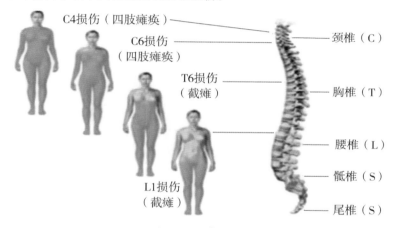

C4损伤（四肢瘫痪）
C6损伤
（四肢瘫痪）
T6损伤
（截瘫）
L1损伤
（截瘫）

颈椎（C）
胸椎（T）
腰椎（L）
骶椎（S）
尾椎（S）

图4-59 脊髓损伤

一、第一时间识别

在意外事故发生现场，由于受各方面条件的限制，脊柱损伤的诊断主要靠问诊和初步体检来完成，以确定是否存在颈椎损伤，为后续安全救援转运提供依据。因此检查时应详细询问病史，了解受伤机制、受伤时姿势、伤后感觉及运动障碍情况。如伤者出现四肢麻木、颈部或背部疼痛、躯干及上肢的感觉消失或肌肉无力，或伴有其他疼痛性损伤，尤其是头部和颈部疼痛时要考虑颈椎损伤。

二、第一时间应对

1. 现场怀疑伤者有颈椎损伤时，应立即固定颈椎，有条件的情况下可以用颈托固定颈部（图4-60），或者现场就地取材，一人负责牵引头部，另一人将衣物等揉成两个团，填塞在患者的头颈两侧，填塞要紧而结实，如有沙袋则最好，固定头颈部使其不能随便转动，并将患者身体用布条等固定后捆在担架上，以免移动（图4-61）。固定妥当后再搬运。因为未加固定而随意翻动颈部的严重后果可能是导致压迫脊髓，造成四肢瘫痪，终身残疾；影响呼吸将导致立即死亡。颈椎损伤采取正确的搬运方法，是抢救和治疗脊柱、脊髓损伤最首要的环节。再将伤者仰卧在平整、较硬的地方，切不可随意搬动伤者。

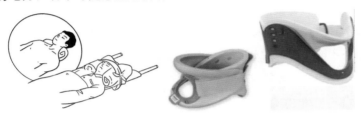

图4-60　颈托固定颈部

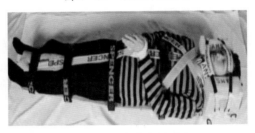

图4-61　就地取材固定

2. 如需搬运伤者，必须用硬质的担架，最好是铲式担架或脊柱板，如无专业搬运工具，可用门板代替（图4-62）。

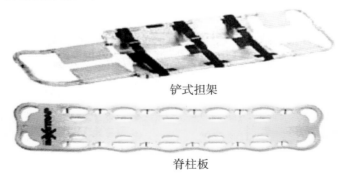

铲式担架

脊柱板

图4-62　铲式担架和脊柱板

3. 搬抬伤员时,由多人同时在一侧将伤员托起放下,保持身体纵轴始终在同一水平整体移动(图4-63)。

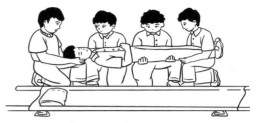

图4-63 多人搬运法

4. 现场急救时注意开放伤者气道,保持呼吸道畅通,维持呼吸功能。对颈部损伤伴有休克的伤者就地抢救,待休克纠正后再搬动。

5. 出现心跳呼吸骤停,则立即予以心肺复苏(图4-64)。人工呼吸开放气道时注意采取托下颌法(图4-65),不能使用仰头抬颏法,以免加重颈椎损伤。

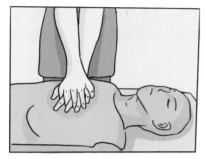

图4-64 心肺复苏

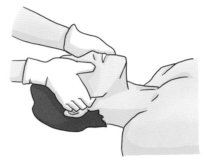

图4-65 托下颌法开放气道

三、第一时间送医

发生意外伤害怀疑颈椎损伤时,应及时拨打"120"急救电话,及时送医(图4-66)。当伤者现场救治措施均已经完成、确保伤员不会因为搬动和转运而使病情恶化,甚至危及生命的情况下可以转运至医院进一步治疗。如疑似颅内压增高、

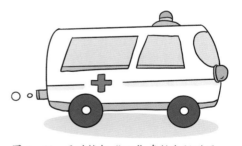

图4-66 及时拨打"120"急救电话送医

可能发生脑疝者、颈髓损伤有呼吸功能障碍者、病情不稳定、出血未完全控制、休克未纠正、骨折未妥善固定者及心肺等重要脏器功能衰竭者应暂缓转运。

四、颈椎损伤现场不能做什么? 这些知识,你一定要知道

颈椎损伤现场禁止随意搬动伤员,切忌采用背负、拖拉、扶行的搬运方式(图4-67)。不能用软担架、床单等非硬板的物品抬患者,以免加重颈椎损伤。严禁强

行搬动头部，切记不要扭曲或旋转患者的头颈，以防颈椎移位造成二次伤害。严重者可引发瘫痪甚至死亡。

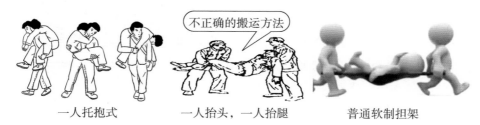

一人托抱式　　　　一人抬头，一人抬腿　　　　普通软制担架

图 4 - 67　颈椎损伤禁忌的搬运方式

五、哪些情况下要考虑颈椎损伤，你了解吗

交通事故、高处坠落、重物打击头颈部、塌方事故现场的受伤人员均可能发生颈椎损伤。当意外伤害事故现场不能判断患者是否有颈椎损伤时，均按颈椎损伤来处理可以大大减少因错误的搬动而引发的二次伤害。

第五节　脊柱损伤

病例分享：脊柱损伤后怎么搬运？

这天，工人小张工作时不慎从约 3 m 高处落下，腰背部直接落地。伤后小张感到背心剧痛，难以忍受，两条腿没有感觉，不能动弹。工友发现后没有立即搬动小张，而是拨打了"120"。急救医生赶到现场后询问伤情后，给小张颈部做了外固定，然后在医生指挥下，由医生、护士及工友一起将小张小心翼翼搬至硬质担架上。到医院后急诊行脊柱 CT 确诊为"腰椎爆裂性骨折、脊髓损伤"。急诊行手术治疗，术后小张病情稳定，双下肢感觉及运动逐渐恢复。

脊柱损伤常发生于坠落、交通事故和各种意外伤害时，合并脊髓损伤时预后差，甚至造成终身残疾或危及生命。

一、第一时间识别

1. 脊柱解剖　见图 4 - 68。

2. 脊柱骨折表现

（1）有严重外伤史，如高空落下、重物打击头颈或肩背部、塌方事故（图 4 - 69）、交通事故等。

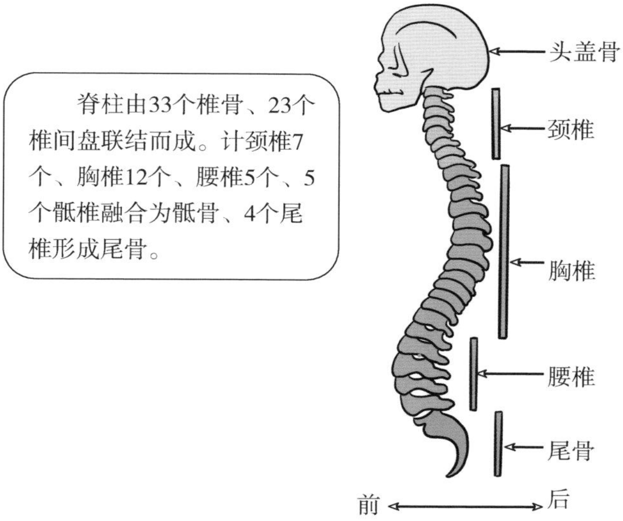

脊柱由33个椎骨、23个椎间盘联结而成。计颈椎7个、胸椎12个、腰椎5个、5个骶椎融合为骶骨、4个尾椎形成尾骨。

头盖骨

颈椎

胸椎

腰椎

尾骨

前 ←→ 后

图 4-68 脊柱解剖

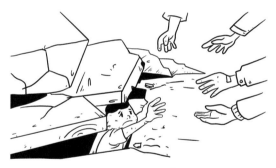

图 4-69 塌方事故

（2）患者感受伤局部疼痛，颈部活动障碍，腰背部肌肉痉挛，不能翻身起立，骨折局部可扪及局限性后突畸形。

（3）由于腹膜后血肿对自主神经刺激，肠蠕动减慢，常出现腹胀、腹痛等症状，有时需与腹腔脏器损伤相鉴别。

二、第一时间应对

1. 让患者保持平躺，不要随意搬动。

2. 患者如衣领过紧或戴有假牙，要及时解开扣子和取出假牙，以免呼吸不畅。

3. 如果患者出现呕吐，可以用手清除出口腔内和呼吸道的异物，并将头偏向一侧。

4. 第一时间拨打"120"：急救系统对城市具备救治能力的医院了如指掌，可以提前通知接收医院，开通急诊绿色通道，赢得黄金救治时间。

三、第一时间送医

发生外伤后注意不要随意搬动伤者，要不然有加重损伤或者致命可能（图4-70）。非紧急情况下原地等待，"120"到达现场后，在医生指导下初步处理后搬运至救护车。

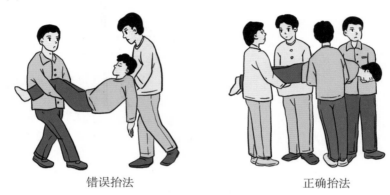

错误抬法　　　　　　　　　　　正确抬法

图4-70　错误与正确搬运方法

1. 脊柱损伤患者搬运过程当中的注意事项

最重要的原则：在搬运或转运的过程中，避免给脊柱造成进一步的损伤。

在搬运脊柱损伤患者的过程中，如果一个人抱着，或者是两个人抬，一个人抬头和另一个人抬脚，那么在抱或抬的过程当中，就会出现脊柱的过度屈曲或者是扭转。这是搬运脊柱损伤患者过程当中的原则性的禁忌，这种情况是不允许出现的。

另一个大家要注意的是，在转运伤员的过程当中，如果没有专业的人员到达，转移患者至安全地带时一定要牢记：不能用软的担架或者是布单！因为在使用软的担架或者布单抬患者的过程中，脊柱中间会下陷，从而造成脊柱的过度屈曲，一定要用硬质的担架。没有硬质担架的话，用木质的床板或者门板都可以。

2. 正确的转运步骤

步骤1：原位固定伤员，伤员应被固定在硬木板担架上搬运，绝不可用帆布软担架抬运伤员。

步骤2：两人或三人（如果人员够就按标准的四人搬动）用手分别托住伤员的头、肩、臀和下肢，动作一致地将伤员托起，平放在硬板或门板担架上。绝不可一人抱头、另一人抱脚，不一致的搬动。

步骤 3：对颈椎损伤的伤员，要另有一人专门托扶头部，并沿纵轴向上略加牵引。躺到木板上后，用沙袋或折好的衣物放在颈两侧加以固定。

步骤 4：脊柱骨折伤员搬运过程中，骨折的脊椎骨容易损伤脊髓，不能活动和负重。

步骤 5：患者有胸、腰椎骨折时，应使患者取俯卧位，胸部稍微垫高。

四、脊柱损伤诊疗

（一）脊髓和神经根损伤时表现

1. 感觉障碍　损伤平面以下的痛觉、温度觉、触觉以及本体感觉减弱或消失。

2. 运动障碍　脊髓休克期，脊髓损伤节段以下表现为软瘫、反射消失，休克期过后若是脊髓横断伤则出现上运动神经元性瘫痪，肌张力增高，腱反射亢进，出现髌阵挛和踝阵挛及病理反射。

3. 括约肌功能障碍　表现为尿潴留或尿失禁，大便也同样出现便秘和失禁。

4. 不完全性脊髓损伤　损伤平面远侧脊髓运动或感觉仍有部分保存时称为不完全性脊髓损伤。临床上有以下几型：

（1）脊髓前部损伤：表现为损伤平面以下的自主运动和痛觉消失，由于脊髓后部无损伤，患者的触觉、位置觉、振动觉、运动觉和深压觉完好。

（2）脊髓中央性损伤：在颈髓损伤时多见，表现为上肢运动丧失，但下肢运动功能存在或上肢运动功能丧失明显比下肢严重，损伤平面的腱反射消失而损伤平面以下的腱反射亢进。

（3）脊髓半侧损伤综合征：表现为损伤平面以下的对侧痛温觉消失，同侧的运动功能、位置觉、运动觉和两点辨觉丧失。

（4）脊髓后部损伤：表现为损伤平面以下的深感觉、深压觉、位置觉丧失，而痛温觉和运动功能完全正常，多见于椎板骨折伤员。

（二）脊柱损伤患者治疗

脊柱损伤的治疗分为保守治疗和手术治疗（图 4-71），大多数严重患者需要手术治疗。

对于手术治疗的患者，应积极预防并发症的发生，还需注意早期进行功能锻炼，可从被动锻炼开始，逐步用主动锻炼代替，促使肢体保持最佳状况，提高康复后的生活质量。

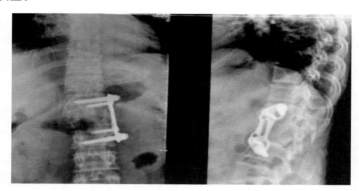

图 4-71　手术治疗

五、脊柱损伤预防

脊柱损伤预防一般是由外伤性因素引起，故无有效的预防措施，注意生产生活安全，避免创伤是防治本病的关键。一旦发生了脊柱损伤，最关键是注意搬动的方法（图 4-72），避免进一步损伤脊髓。

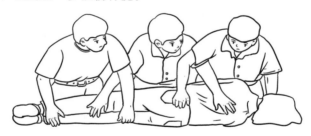

图 4-72　翻身方法

第六节　胸部损伤

病例分享：胸部摔伤后怎么应对？

小王骑摩托车在公路上快速行驶时，不慎摔倒，胸部猛烈撞击地面。伤后小王感到胸部剧痛，血流不止，呼吸困难。附近车主发现后立即用干净毛巾覆盖伤口，并立即拨打了"120"。急救医生赶到了现场后，对小王胸部的伤口进行包扎并固定，给予吸氧、输液。在医生指挥下，将小王小心翼翼搬至硬质担

架上。到医院后急诊行胸部 CT 确诊为"多处肋骨骨折、右侧血气胸"。急诊
行手术治疗，术后小王病情稳定，逐渐恢复。

肋骨骨折和创伤性气胸是生活中经常碰到的两种胸部外伤，两者容易合并发
生，下面就结合起来说一说。

首先我们简单了解一下胸部的构造（图 4-73）：其中第 4～7 肋最易骨折。第
1 肋骨骨折常伤及臂丛神经和大血管（图 4-74），胸廓下方的肋骨骨折还需注意是
否合并腹部脏器损伤。

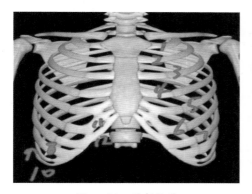 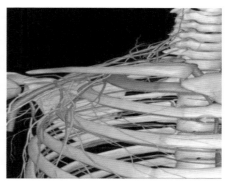

图 4-73　胸部构造　　　　　　图 4-74　第 1 肋骨下的臂丛神经和大血管

胸膜腔结构（图 4-75）：由壁层胸膜和脏层胸膜构成。胸膜腔负压（－6～
－2 cmH$_2$O），正是由于胸膜腔的负压维持，保证了肺的正常呼吸功能。

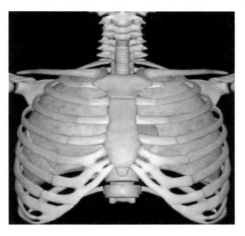

图 4-75　胸膜腔结构

胸部创伤按创伤部位和组织来讲主要有肋骨骨折、创伤性气胸、创伤性窒息、肺损伤、心脏损伤、膈肌损伤等。

一、第一时间识别

第一时间识别胸部损伤能为患者赢得宝贵救治时机。

肋骨骨折常因直接暴力、间接暴力引起，也可见于病理性或生理性原因。

单纯肋骨骨折（图4-76）表现为局部疼痛，并有直接和间接压痛，深呼吸及咳嗽时加重，骨断处有响声，合并血、气胸时有呼吸困难、休克。

多根多处肋骨骨折：除有疼痛和局部响声外，还可出现胸廓扁平或内陷、反常呼吸。

正常情况下，胸膜腔（肺和胸壁间的空隙）是一个不含气体的密闭腔隙。若胸膜腔内积气，称为气胸（图4-77）。创伤性气胸多因外伤使得胸壁与外界相通，或肋骨骨折后刺破肺，外界气体进入胸膜腔。患者的症状表现与胸膜腔积气量和肺萎陷程度有关，轻者可无症状，或出现胸闷、胸痛、气促，重者可出现明显呼吸困难甚至休克等。

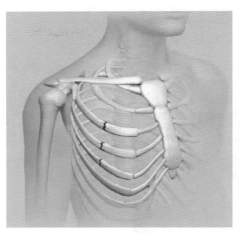

图4-76 单纯肋骨骨折

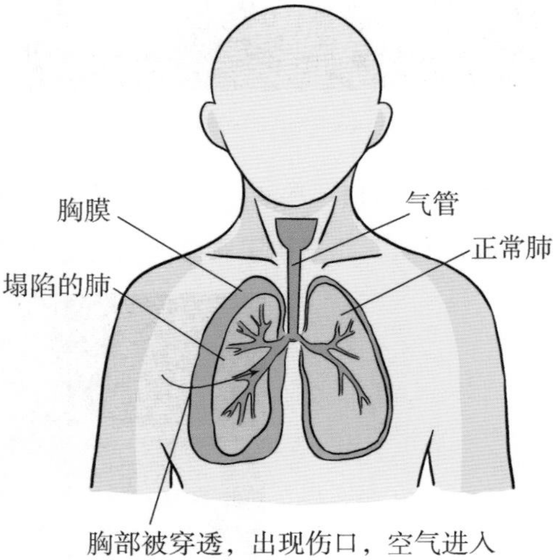

胸膜

气管

塌陷的肺

正常肺

胸部被穿透，出现伤口，空气进入

图4-77 气 胸

二、第一时间应对

（一）肋骨骨折

1. 现场救护　固定骨折肋骨，用多头胸带包扎（图4-78）或宽胶布固定，有开放性伤口的要封闭胸壁伤口、适当压迫止血。

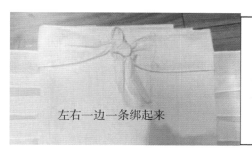

多头胸带像背心一样，但两边要有带子能扎紧

可以临时用被单衣服自制

左右一边一条绑起来

图 4-78 多头胸带包扎固定

2. 保持呼吸道通畅 对于有反常呼吸要加压包扎并清除患者口腔、喉头及呼吸道分泌物。

3. 第一时间拨打"120" 急救系统对城市具备胸外急救能力的医院了如指掌，可以提前通知接收医院，开通急诊绿色通道，赢得黄金救治时间。

（二）创伤性气胸

1. 如果胸壁有伤口，现场目击者在等待医护人员到来之前，可以先使用医用纱布、棉垫或身边清洁干净的衣物，在患者深呼气末盖住伤口，并包扎固定。这样能紧急封闭伤口，防止气体继续从伤口处进入胸腔（图 4-79）。

2. 如果是被刀刃等锐器物所伤，注意不要把锐器物拔出。拔出可能会损伤血管神经，造成严重后果。

3. 若合并肋骨骨折，要固定胸部，搬运时，忌挤压胸部，以免断裂的肋骨刺伤肺和血管神经。

1. 胸部有外伤时，拨打120寻求急救

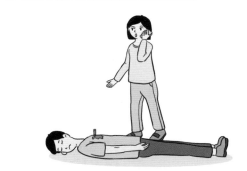

2. 使用干净的物品把伤口覆盖住，等待急救人员。有锐器物不要自行移除

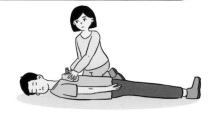

图 4-79 创伤性气胸急救方法

三、第一时间送医

发生外伤后注意不要随意搬动伤者，要不然有加重损伤或者致命的可能。"120"到达现场后，在医生指导下初步处理后搬运至救护车，由医护人员进行专业

的现场急救处理。

对于快速致命性胸伤，现场紧急处理非常重要的原则为维持呼吸通畅、控制外出血、固定骨折、保护脊柱，有条件时可给予吸氧、输液补充血容量、镇痛等，要迅速转运到有条件处理的医院。

通过院前急救系统专业处置，并快速转运到有条件处置的医院，及时、正确地诊治，迅速有效地处置致命性损伤，并排除潜在的致命性伤害对挽救患者生命至关重要。

四、胸部损伤诊疗

肋骨骨折、创伤性气胸主要通过影像检查来进行确认，主要有胸部 X 线检查和 CT 检查（图 4‑80），以判断肋骨骨折情况、胸膜腔积气和肺萎陷的程度。

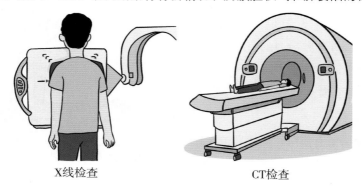

X线检查　　　　　　　　　　　　CT检查

图 4‑80　胸部 X 线检查和 CT 检查

（一）临床治疗上胸部损伤根据病情做出相应处置

1. 钝性伤　早期临床表现隐匿容易误诊或漏诊，大多数不需要开胸手术。

2. 穿透伤　胸部有明显伤口并与胸腔相通，大部分患者需开胸手术治疗。

3. 快速致命性胸伤　包括主动脉破裂、心脏破裂、心搏骤停、气道梗阻。

4. 潜在迟发致命性胸伤　连枷胸、食管破裂、膈肌破裂、肺挫伤、心脏钝挫伤。

及时正确的诊治，快速和尽早发现致命性胸伤，并排查潜在的致命性胸伤至关重要。

患者通常需接受胸膜腔穿刺或闭式胸腔引流术，排出积气、积液，促使肺尽早恢复膨胀。病情严重者，除需要接受急诊处理外，还需要立即接受手术治疗。

肋骨骨折患者在院内治疗时应鼓励和帮助患者咳嗽、排痰、气管内吸痰、使用抗生素预防和治疗肺部并发症，对于反常呼吸者可以床旁重力牵引固定、胸壁牵引固定。

（二）治疗期间的注意事项

1. 卧床休息注意事项 病情稳定者，可半卧位休息，利于呼吸。注意要经常改变体位，多做咳嗽和深呼吸锻炼，有利于胸膜腔内液体和气体的排出，促进肺功能恢复。

2. 伤口护理注意事项

（1）保持伤口纱布清洁、干燥。如果伤口渗血、渗液较多，以致纱布湿润，需要及时告知医生换药。

（2）伤口出现红、肿、热、痛，请及时联系医护人员。

3. 胸腔闭式引流注意事项

（1）保持引流通畅：避免引流管扭曲、受压或滑脱。翻身、活动时尤其要注意。若引流管从胸腔滑脱，立即按压伤口处并通知医护人员。

要始终保持引流瓶低于胸壁引流口平面 60～100 cm，以防瓶内液体逆流入胸腔，造成逆行感染（图 4-81）。

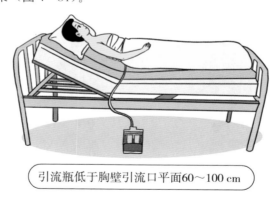

引流瓶低于胸壁引流口平面60～100 cm

图 4-81 引流瓶放置位置

（2）观察引流液：一般引流液水柱上下波动的范围为 2～6 cm。若水柱波动幅度过大，请立即通知医护人员。

（3）拔管时间：胸腔引流量减少或咳嗽时没有气泡溢出之后，医生会视患者恢复情况为患者拔管。拔管时患者要注意配合医生进行呼吸动作。先深吸一口气，吸气到底时屏气以减少残余气胸的发生。

（三）出院后日常生活的注意事项

1. 功能锻炼　出院后仍应继续坚持腹式深呼吸和有效咳嗽。恢复期胸部仍会有轻微不适及疼痛，应循序渐进地进行患侧肩关节功能锻炼（图4‑82），促进功能恢复。

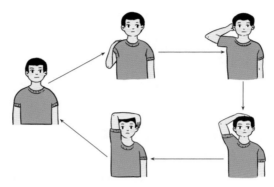

图4‑82　患侧肩关节功能锻炼

2. 休息与活动　以休息静养为主，保证足够的睡眠。在气胸痊愈后的3个月内，不宜参加剧烈的体育活动，如打球、跑步等，避免抬举重物、剧烈咳嗽（图4‑83），防止病情复发。

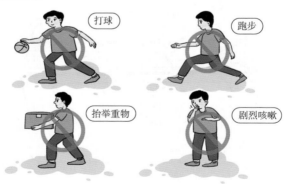

图4‑83　不宜进行的活动

3. 饮食指导　以高营养、高蛋白、高维生素和低脂的饮食为主，保持大便通畅，防止解大便时用力屏气。避免吃产气食物，如红薯、土豆、牛奶、咖啡、茶、可乐或酸性饮料。忌辛辣刺激食物，禁烟酒（图4‑84）。

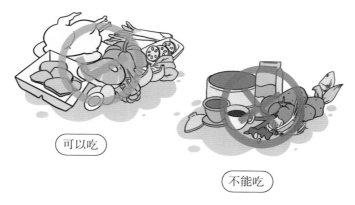

可以吃

不能吃

图 4-84 饮食指导

五、胸部损伤预防

胸部损伤预防是由外伤性因素引起，故无有效的预防措施，注意生产生活安全，避免创伤是防治本病的关键。

第七节 腹部损伤

病例分享一：腹部受伤，会要命吗？

快递员王师傅今晨送货时，不慎与小车相撞，倒在地上。王师傅感觉腹部剧烈疼痛，于是双手紧捂腹部，呻吟不止，小车司机立即下车把他扶起，可是扶起后痛得更厉害了，面色苍白，皮肤湿冷，没过多久就晕过去了。小车司机吓了一跳，立刻拨打"120"急救电话，救护人员迅速赶到现场，把王师傅送到了医院，经检查发现，王师傅肝脏和脾脏破裂，出血不止。王师傅被紧急送入手术室，经过开腹手术后才转危为安。

病例分享二：肠子掉出来了，要塞回去吗？

强子在酒吧喝酒，和一陌生男子发生冲突，打起架来，陌生男子拿起随身携带的刺刀对着强子腹部捅了一刀，只见强子腹部血流不止，肠管从刀口处掉了出来……酒店老板吓得瑟瑟发抖，立即拨打"120"，救护人员迅速赶到现场，由于强子的肠管掉出太多且暴露在外太久，强子抢救无效身亡。

简单来说，腹部损伤可分为两大类，分别是压伤性（如病例分享一）和刺穿性（如病例分享二）。

（1）压伤性：表面可能没有伤口；严重压伤可致肝脏、脾脏等器官破裂，大量内出血，造成腹胀、腹痛等症状；伤者脉搏急速，面色苍白，可能不省人事。

（2）刺穿性：有明显刺穿伤口，如刀伤、枪伤，腹内器官被刺破撕裂，导致大量出血，肠管可以顺着伤口流出来，容易受细菌感染。

腹部损伤并不少见，尤其在严重创伤患者中，腹部损伤占很大比例，交通事故中腹部损伤致死比例更是达47％。但腹部损伤诊断相对困难，尤其是腹部脏器闭合性损伤，如脾脏破裂、肝脏损伤等，容易被忽视，并威胁生命。

一、第一时间识别

1. 识别伤者意识情况（图4-85），大声呼喊，轻拍伤者，如果没有反应，说明意识丧失。

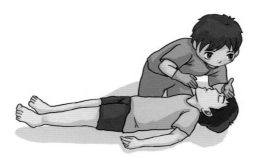

图4-85　识别伤者意识情况

2. 观察伤者胸廓起伏和触摸大动脉搏动，查看有无自主呼吸和心跳（图4-86）。

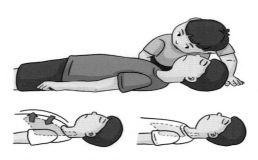

图4-86　查看胸廓起伏和触摸大动脉搏动

3. 观察伤者面色、耳垂、嘴唇、甲床，查看是否有发绀或苍白（图4-87），触摸伤者身体，感觉有无湿冷，如果面色苍白、皮肤湿冷说明出血量大，失血过多。

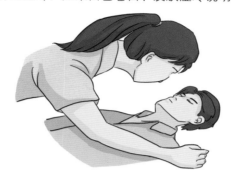

图4-87　查看是否有发绀或苍白

4. 查看伤者腹部表面有无伤口和出血（图4-88），如果有，做好包扎止血。

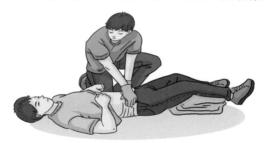

图4-88　查看腹部表面有无伤口和出血

5. 询问和触摸伤者腹部有无压痛，如果有压痛，说明腹内脏器有损伤。

6. 观察伤者有无呕吐、尿血、便血等情况，如果有，说明腹内脏器有损伤。

二、第一时间应对

1. 判断现场环境是否安全，确保伤者及自身安全。

2. 让伤者仰卧，屈起双膝（图4-89），放松腹部肌肉，防止伤口张开。

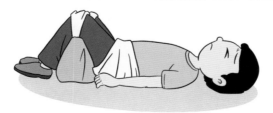

图4-89　仰卧屈膝

3. 用敷料盖住伤口，再以绷带或胶布固定（图4-90）。

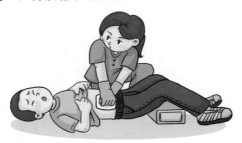

图4-90 敷料覆盖伤口

4. 如果伤口有内脏脱出，不可直接触摸，更不可尝试将它放回腹腔，应以保鲜纸或敷料覆盖以防止内脏脱水坏死（图4-91）。

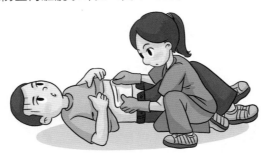

图4-91 保鲜纸或敷料覆盖内脏

5. 如果伤口有肠管脱出，用生理盐水浸湿无菌纱布轻轻覆盖在肠管表面，再用干净的碗盆扣住纱布覆盖的地方（图4-92），避免细菌入侵。如果没有条件进行，应用清水打湿干净的毛巾尽早盖住创面。

6. 检查患者呼吸及脉搏，如果没有呼吸和脉搏，应立即对伤者进行心肺复苏（图4-93）。

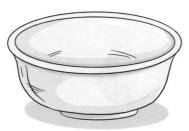

图4-92 碗盆扣住肠管表面

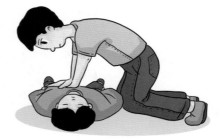

图4-93 心肺复苏

7. 拨打"120"，尽快将伤者送往医院诊治。

三、第一时间送医

将患者尽快送至医院诊治，最好是创伤急救中心，有绿色通道，伤者能得到最快速、最好的救治。

1. 输血输液，扩充血容量，维持有效循环，防止休克。

2. 联合应用广谱抗菌药物预防或治疗可能存在的腹腔内感染。

3. 未明确诊断病情前应禁食，对怀疑有空腔脏器破裂或明显的腹胀者应行胃肠减压，实施静脉营养。

4. 对于腹痛剧烈的患者，病情明确者可酌情使用镇痛药减轻症状，病情不明确者严禁应用镇痛药，避免掩盖病情造成严重后果。

5. 对开放性腹部损伤，医院会妥善处理伤口，给予止血和包扎固定，完善各项术前准备，及时安排急诊手术。

6. 若有肠管脱出，医院会采用专业的医疗技术手段帮助回纳复位，将感染等并发症降到最低。

腹部损伤患者急救时最大的难题在于：是否存在出血，受伤后是否及时有效地送至医疗机构进行救治。如果能够做到以最短时间送至急救机构进行有效救治，实现院外院内诊疗信息共享，优化急救流程，急救团队前移做到无缝对接，最大限度减少时间拖延，形成完整的诊疗闭环可使患者存活率大大提高。

四、腹部损伤注意事项

1. 施救时，判断现场环境是否安全，确保伤者及自身安全。

2. 腹部损伤的伤者严禁剧烈搬动和晃动（图4-94）。

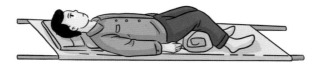

图4-94　担架搬运

3. 错误的止血做法　禁止用坚硬的铁丝等止血捆扎，防止血运不畅导致肢端坏死。

4. 刺入腹部的刀和其他锐器，禁止立即拔除，可用毛巾、棉质物等阻隔皮肤组织与锐器，防止二次损伤，在转运途中避免移动。

5. 伤者未明确诊断前，不使用镇痛药，防止掩盖病情。

6. 伤者未明确诊断前，不宜吃东西和喝水，防止进食加重病情或耽误手术。

五、腹部损伤预防

1. 遵守交通规则，注意驾驶安全（图4-95）。

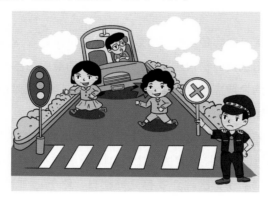

图4-95　遵守交通规则

2. 对于高空作业人群做好防护措施，防止坠落。

3. 远离正在施工的工地，避免高处坠落物砸伤。

4. 避免打架斗殴，遵守社会规则。

第八节　四肢损伤

病例分享：肢体受伤流血不止，该怎么办？

　　下雨天，年轻人小王骑摩托车时因路滑撞向了前面一辆汽车（图4-96），汽车司机赶紧停车查看情况，立即拨打"120"急救电话并及时报警，在路中间摆好警示标示，只见小王的脚被压在摩托车下面卡住，可见肢体流血不止、不能活动，一直喊着"痛啊，痛啊"，汽车司机立即脱下外套卷成布团压住小王流血的部位，并呼叫周围的路人帮忙将压在小王脚上的车体搬离。随后交警和救护车赶到现场，"120"医生迅速进行评估生命体征及伤情判断，在排除头胸腹部外伤后立即予以患肢止血、包扎、固定急救处理后，搬运至救护车送至医院进一步治疗，急诊外科医生迅速再次详细询问病史，进行相关体格检查，为伤者行X线、CT检查等，处理开放性伤口，石膏外固定等处理，并安排骨科治疗。

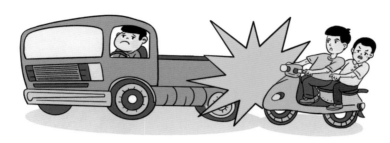

图 4-96 交通事故

一、我们一起来认识四肢损伤

随现代生活节奏的日益加快，由于交通事故、高处坠落等意外事故造成的高能量、高暴力四肢损伤患者日益增多；人口老龄化加快，以高龄、基础疾患多、全身耐受性差的低能量骨折亦逐年增多。四肢损伤在人体各部位中，发生率占首位。四肢损伤是指在外界暴力作用于四肢后，致使出血、四肢骨折，甚至危及生命的损伤，四肢开放性损伤主要表现：受伤部位出血，出血量大的患者可出现休克表现（面色苍白、口渴、脉搏细弱、心率快、血压下降），四肢骨折可出现局部疼痛、肿胀、畸形、功能障碍等。

二、第一时间处理遵循原则

1. 抢救生命为急救的第一要务，在现场，先评估环境是否安全，必要时转移至安全环境或者设置安全警示，判断有无呼吸脉搏等情况。

2. 在抢救生命的同时，对开放性的创口进行止血、包扎，同时对骨折部位进行固定（图 4-97），方便进一步的转运，保护患肢，以避免进一步加重损伤。

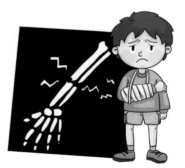

图 4-97 包扎、固定

三、第一时间识别

四肢开放性损伤最常见，但严重的损伤如果处理不及时将会导致大出血，肢体缺血坏死，甚至危及生命等严重后果，第一时间要判断受伤多少时间、受伤部位、出血量多少、肢体末端感觉、运动情况等，可以用以下方法快速识别。

1. 出血的分类

（1）外出血：血液从体表伤口流出。

（2）内出血：深部组织、内脏的出血，血液流入组织或体腔内，不易被人们发现。

2. 按照受损血管分类

（1）动脉出血：伤口内喷射状、搏动性向外射出鲜红色的血液。

（2）静脉出血：伤口持续向外溢出暗红色的血液。

（3）毛细血管出血：伤口向外渗出鲜红色的血液。

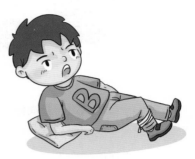

3. 骨折的一般表现　疼痛、肿胀、畸形、活动受限（图4-98）。

图4-98　骨折一般表现

4. 骨折的特有体征　畸形（图4-99）、异常活动、骨擦音或骨擦感。

5. 肢体离断伤　肢体完全离体，无任何组织相连（图4-100），或极少数组织和机体相连。

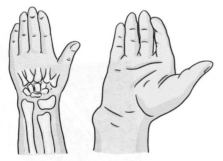

图4-99　畸形

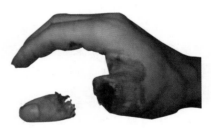

图4-100　肢体离断伤

四、第一时间应对

在医生未到达前采取以下急救基本技术。

（一）止血

1. 常用的止血方法

（1）抬高伤肢法：将受伤的肢体抬高（图4-101），使出血部位高于心脏，降低出血部位的血压从而减少出血。适用于四肢的毛细血管、小静脉出血。

（2）加压包扎法：用纱布、毛巾、布块等折叠成比伤口稍大的垫，盖住伤口，再用绷带、布带、三角巾等紧紧包扎（图 4 - 102）。松紧度以达到止血目的为宜。适用于毛细血管、静脉出血。

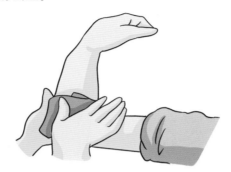

图 4 - 101　受伤肢体抬高

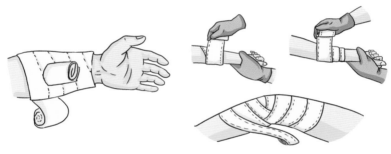

图 4 - 102　加压包扎法

（3）屈肢加垫止血法：当前臂或小腿出血时，可于肘窝或腘窝内放置纱布、毛巾等作垫，屈曲关节，用绷带将肢体紧紧地固定于屈曲位置（图 4 - 103）。适用于四肢非骨折性动脉出血的临时止血。

（4）填塞止血法：用无菌纱布、棉垫等敷料填塞在伤口内，再用绷带或三角巾加压包扎，松紧度以达到止血为宜（图 4 - 104）。适用于颈部、臂部等较深伤口。

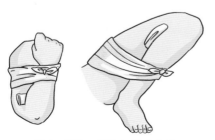

图 4 - 103　屈肢加垫止血法

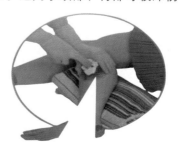

图 4 - 104　填塞止血法

（5）上、下肢指压法：

1）上臂、前臂出血：一手将患肢抬高，另一手用拇指压迫上臂内侧的肱动脉（图4-105）。

2）下肢出血：用两手拇指重叠向后用力压迫腹股沟中点稍下方的股动脉（图4-106）。

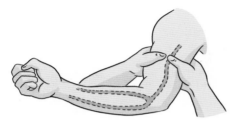

图4-105　上臂、前臂出血指压止血

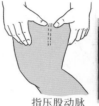

指压股动脉

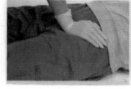

图4-106　下肢出血指压止血

3）手指出血：在手指近指节根部两侧，用拇、食指相对夹住指间动脉（图4-107）。

（6）止血带法：

1）橡皮止血带止血法：常用一条长约0.5 m的橡皮管，先用绷带或布块垫平上止血带的部位，两手将止血带适当拉长，绕出血伤口上端肢体2～3圈后固定（图4-108），借助橡皮管的弹性压迫血管而达到止血目的。

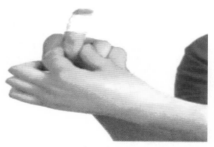

图4-107　手指出血指压止血

2）布条止血带止血法：常用三角巾、布带、毛巾、衣袖等平整地缠绕在加有布垫的肢体上，拉紧或用木棒、筷子等拧紧固定（图4-109）。

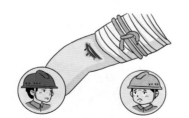

图4-108　橡皮止血带止血法

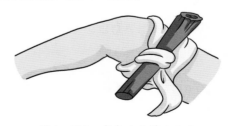

图4-109　布条止血带止血法

2. 止血带应对注意事项

（1）止血带位置应近心端，垫软布。

（2）上肢出血，止血带位于上臂上 1/3 处；下肢出血，止血带位于大腿根近腹股沟。

（3）止血带要注重压力适当，过紧造成组织损伤、疼痛等，过松达不到止血效果，甚至增加出血。

（4）上肢每隔 1 h/下肢每隔 1.5 h 放松一次止血带，放松时长 5～10 min，并暂时改用压迫止血法，上止血带的最长时间不宜超过 3 h。

（5）做好标签：注明上止血带的时间、部位、放松止血带的时间和重用止血带的时间等。

（二）包扎

包扎是外伤现场应急处理的重要措施之一。及时正确的包扎，可以达到压迫止血、减少感染、保护伤口、减少疼痛，以及固定敷料和夹板等目的。相反，错误的包扎可导致出血增加、加重感染、造成新的伤害、遗留后遗症等不良后果。

1. 包扎的目的和要求

（1）目的：保护伤口，固定敷料、夹板、伤肢，减轻痛苦，防止二次损伤。

（2）要求：轻、快、准、牢。目的不同，方法不同，松紧适度打结，要避开伤口和受压部位，露出伤肢末端，观察血运情况。

（3）包扎材料：纱布、胶布、绷带、三角巾、网套、干净的布料、毛巾、衣物等。

2. 包扎方法

（1）绷带包扎法：先行伤口内松散纱布填塞，再外盖敷料后用绷带加压包扎。

（2）方法：将绷带作环形缠绕，第一圈作环绕稍呈斜形，第二圈应与第一圈重叠，第三圈作环形（图 4－110）。

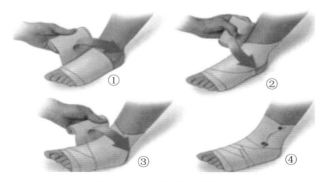

图 4－110　绷带包扎方法

（三）固定

现场四肢骨折需要临时固定，骨折端固定后，可以防止骨折断端移位，减轻疼痛，更重要的是防止骨折端刺破重要的血管和神经而造成严重损伤，并有利于伤员的运送。

1. 固定材料

（1）夹板：用于扶托固定伤肢，其长度、宽度要与伤肢相适应，长度要跨伤处上下两个关节。一般采用树皮或者木板条作为夹板，没有夹板时可用树枝、竹片、厚纸板等代替。

（2）敷料：用于垫衬的如棉花、布块、衣服等，用于包扎捆绑夹板的可用三角巾、绷带、腰带、头巾、绳子等，但不能用铁丝、电线。

2. 固定注意事项

（1）有开放性的伤口应先止血、包扎，然后固定，骨折畸形明显的可以缓慢牵引肢端纠正后再行包扎固定，如果骨折断端外露并污染严重者，不要回纳，可予以干净敷料覆盖断端后再包扎固定。如有危及生命的严重情况先抢救，如心肺复苏等。

（2）怀疑脊柱骨折、大腿或小腿骨折，应就地固定，切忌随便移动伤员。

（3）固定应力求稳定牢固：小腿固定，固定材料长度超过踝关节和膝关节；大腿固定，长度应超过膝关节和髋关节；前臂固定，长度超过腕关节和肘关节；上臂固定，长度应超过肘关节和肩关节。

（4）夹板和代替夹板的器材不要直接接触皮肤，应先用棉花、碎布、毛巾等软物垫在夹板与皮肤之间，尤其在肢体弯曲处等间隙较大的地方，要适当加厚垫衬。

3. 固定方法

（1）前臂骨折固定方法：伤臂屈肘 $90°$，两块夹板分别置放在前臂的掌侧和背侧（图 4-111），然后用三角巾将前臂悬挂于胸前。

（2）上臂骨折固定方法：伤臂屈肘 $90°$，在伤臂外侧放一块夹板，用两条布带将骨折上两端固定，然后用三角巾将上臂固定在胸部（图 4-112）。

（3）小腿骨折固定方法：伤腿伸直，将夹板置于小腿外侧（长度应从大腿中段到脚跟），在膝、踝关节垫好后用绷带分段固定（图 4-113）。无夹板时，可将两下肢并列对齐，在膝、踝部垫好后用绷带分段将两腿固定。

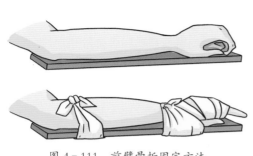

图 4-111 前臂骨折固定方法

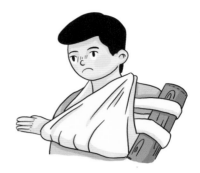

图 4-112 上臂骨折固定方法

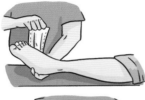
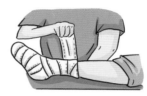
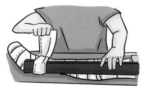
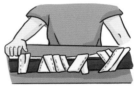

图 4-113 小腿骨折固定方法

（4）大腿骨折固定方法：伤腿伸直，将夹板置于伤肢外侧，其长度应从腋下至脚跟，两下肢并列对齐，垫好膝、踝关节后用绷带分段固定（图 4-114）。无夹板时亦可用健肢固定法。

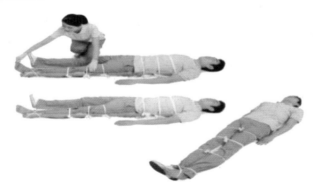

图 4-114 大腿骨折固定方法

五、第一时间送医

（一）搬运

伤员经过初步处理救护后，必须迅速安全的将伤员送到医院进一步治疗，根据病情不同选用不同搬运方法。上肢骨折伤员一般都能自己行走，可用搀扶法；下肢骨折伤员，可以用担架搬运。

1. 搬运要求

（1）动作轻巧、安全、有效，减轻痛苦及损伤。

（2）先做好止血、包扎、固定，再搬运。

（3）注意保护受伤部位，随时观察夹板有无松动、移动，以便及时调节，观察伤肢末端的色泽、温度和脉搏，如果包扎太紧，要适当放松，以免引起血液循环障碍。

（4）做好转运前的准备工作，搬运工具是否安全，对各种导管等应保护好并固定在安全位置。

（5）转运过程中随时观察病情。

（6）搬运应趋于水平状态。

（7）多人搬运或抬起担架时要注意统一口令、统一行动。

2. 常用搬运方法

（1）徒手搬运法：适用于病情较轻且搬运距离短。

1）单人搬运法：搀扶、抱、背等（图4-115）。

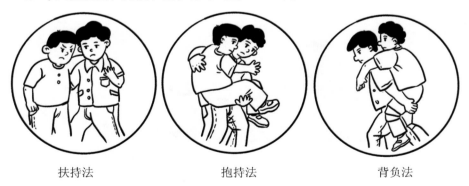

扶持法　　　　　　　　抱持法　　　　　　　　背负法

图4-115　单人搬运法

2）双人搬运法：拉车式、平托式、椅式等（图4-116）。

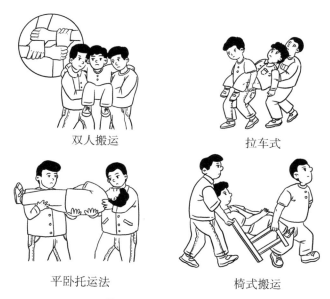

图 4-116 双人搬运法

3）多人搬运法：是用平卧托运等方法，适用于脊柱骨折的患者（图 4-117）。

（2）担架搬运法：用于病情较重、路途较远。搬运时选择担架、门板、床板等工具。伤员上担架时，要由 3～4 人分别用手托伤员的头、胸、骨盆和腿，动作一致地将伤员平放到担架上，并加以固定（图 4-118）。

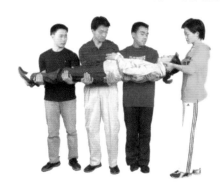

图 4-117 多人搬运法

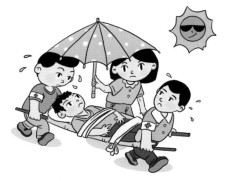

图 4-118 担架搬运法

（二）离断伤肢体的处理

对完全断离的肢体，在转运前应先用无菌敷料或清洁的布料包好，防止继发性污染。现场离医院较远需长途运送者，或在炎热季节，为了增加手术再植成功率，需对断肢冷藏保存。方法是将断肢用无菌敷料或清洁布料包好后，外套塑料袋，以防止冰水渗入，然后在其周围放些冰块冷藏（图 4-119）。但要注意，严禁将断肢直接放在冰水中或其他任何液体中保存，现场处理后尽快送有条件进行断肢再植的医院进行治疗。

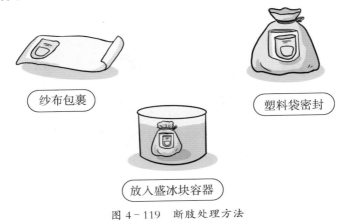

纱布包裹　　　　　　塑料袋密封

放入盛冰块容器

图 4-119　断肢处理方法

六、如何预防四肢损伤

肢体是我们人体行动的重要构成部分，缺一不可，严重的损伤可造成疼痛，花费大量的金钱，遗留残疾甚至危及生命，为了尽可能地避免，做好预防措施是毋庸置疑的。

1. 远离危险地区，避免发生暴力等激烈行为，遵守交通安全，避免意外事故的发生。

2. 危险物品以及锋利的器物妥善保管，正确安全使用各类机器，避免造成损伤。

3. 改变体位应遵守"三部曲"：即平躺 30 s，坐起 30 s，站立 30 s，再行走；地面保持干燥，穿合适的裤子（不过长），穿防滑鞋；如您在行走时出现头晕、双眼发黑等，立即原地坐（蹲）下或靠墙，寻求帮助，摔倒也会导致四肢骨折。

4. 定期测量骨密度值，养成良好的生活习惯，如果出现了骨质疏松，要及时进行抗骨质疏松治疗等。

5. 运动前做好全方位的热身，尽可能放松肌肉和活动关节，运动的姿势一定要标准，根据自己的身体状态调节运动强度。

第五章　意外伤害第一时间急救

第一节　溺　水

病例分享：遇见溺水，救还是不救？怎么救？

　　放学后，小徐叫同学一起去玩水，同学 5 人结伴到离学校 1 公里外的河边玩水，他们不知道该河道刚被采挖过，小徐不小心踩到了被挖过的深坑，滑落了下去，小徐使劲扑腾叫救命，另 2 名同学听见了赶紧从浅水区过去准备手拉手向小徐施救，也滑落了进去，在岸边的小陈和小杨见附近有大人在干活，赶紧跑过去求救，协助寻找可利用的竹竿、绳子，和大人一起，将小徐等 3 名同学救上了岸。现场其他人急忙拨打"120"，并对 3 人进行了人工呼吸和胸外心脏按压，后转入医院进一步诊治，均转危为安。

　　溺水是指人淹没于水或其他液体中，水与污泥、杂草等物堵塞呼吸道和肺泡，或因咽喉、气管发生反射性痉挛，引起窒息和缺氧，肺泡失去通气、换气功能，使机体处于危急状态，由此导致呼吸、心搏停止而致死亡称溺死。溺水多发生于不会游泳、不慎落水及投水自杀者（图 5-1）。以洪水灾害、翻船发生溺水日益多见，水上运动、潜水、工程意外等也是发生溺水的原因之一。若抢救不及时，4～6 min 内即可导致溺水者死亡。据 2017 年《中国青少年儿童伤害现状回顾报告》显示，全球每年发生淹溺超过 50 万例，淹溺是引起儿童和青少年心搏骤停的主要原因。在我国每年有近 5 万名 0～14 岁儿童死于意外伤害，其中溺水身亡的儿童高达 2 万名。

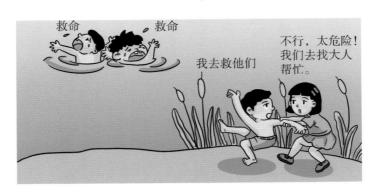

图 5-1 溺 水

一、第一时间识别

第一时间识别有溺水情况发生，为其赢得宝贵救治时间，我们可以分为轻度、重度（图 5-2）。

1. 轻度 落水时间短，吸入或吞入少量的液体，神志清楚，嘴唇及四肢末端出现青紫，四肢发硬，呼吸存在，主要表现为窒息、缺氧。

2. 重度 落水时间长，面色青紫，指端发绀，面部肿胀，双眼结膜充血，口鼻内充满血性泡沫或泥污，四肢冰冷，昏迷不醒，可有抽搐，瞳孔散大，呼吸、心搏微弱或停止。

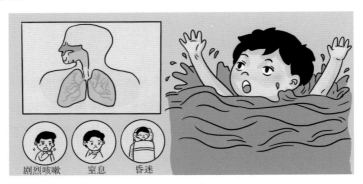

图 5-2 溺水表现

3. 其他 若淹没于粪坑、污水池和化学储存池等处，除淹溺表现外，还会伴有相应的皮肤、黏膜损伤和全身中毒。海水淹溺者有口渴感，可伴有头颈部损伤。常表现为不同程度的低体温。

二、第一时间应对

当发现有人溺水，且溺水者可能正处于淹溺状态等待被救或已脱离溺水环境两种情况时，抢救必须分秒必争，对于已脱离淹溺环境的溺水者第一时间应给予现场急救而不是送往医院。

1. 呼救　当发现有人淹溺，要做的第一件事是：保持镇静，大声呼叫"救命啊，有人落水了！"呼喊周围的人群参与救助，若自己没有救助能力，则立刻拨打"120"。

2. 帮助脱离溺水环境　有能力下水施救的施救者，下水前要尽可能脱掉衣服和鞋袜，从溺水者背部靠近，一只手抱住溺水者的脖颈，另一只手划水靠近岸边。如果溺水者已经处于虚脱状态，施救者可以靠向溺水者的头部，将其拖拽上岸。可向遇溺者投递竹竿、衣物、绳索、漂浮物等，非专业救生人员不推荐下水救援。

3. 急救　溺水者上岸后应首先开放气道，让溺水者头朝下或偏向一侧，立即清除口鼻中的杂草、污泥，保持呼吸道通畅，用5～10 s时间观察胸腹部是否有呼吸起伏，迅速进行人工呼吸，同时做胸外心脏按压（图5-3）。若溺水者有自主有效呼吸，应置于稳定的侧卧位，口部朝下。如果溺水者身上穿着外套，要尽早脱下，湿漉漉的外套会带走身体热能，产生低温伤害。

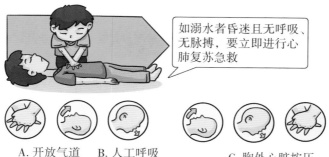

如溺水者昏迷且无呼吸、无脉搏，要立即进行心肺复苏急救

A. 开放气道　B. 人工呼吸　　　C. 胸外心脏按压

提醒：常规心肺复苏急救顺序为CAB，溺水心脏心肺复苏顺序为ABC——即按照先人工呼吸，后胸外心脏按压顺序急救

图5-3　溺水者急救方法

三、第一时间送医

经现场初步抢救，若溺水者呼吸、心搏已经逐渐恢复正常，应尽快联系急救中心，送溺水者去医院。

四、溺水现场救护知识，你一定要知道

1. 进行自救，溺水者保持冷静的头脑，避免惊慌失措。屏住呼吸，放松全身，不会游泳者，采取仰面体位，头顶向后，口鼻露出水面，保持冷静，设法呼吸，等待他救。会游泳者，当腓肠肌痉挛时，将痉挛下肢的大脚趾用力往上方拉，使大脚趾跷起，持续用力，直至剧痛消失，痉挛也就停止。若手腕肌肉痉挛，自己将手指上下屈伸，并采取仰卧位，用两足划游。

2. 如果现场施救人员充足，尽量避免由水中施救人员进行复苏，因为他们很可能已经非常疲劳，让他们再做心肺复苏则质量会大打折扣。

3. 在心肺复苏开始后应尽快使用 AED（自动体外除颤器）。需将溺水者胸壁擦干，连上电极片并按照 AED 提示进行电击。当溺水者躺在雪中或冰上时仍可以常规使用。

4. 溺水后容易出现肺炎、心力衰竭等威胁生命的并发症，所以即使淹溺者情况好转，也应及时送医进行检查和治疗。

5. 溺水者的呼吸脉搏若已停止，不应为其实施各种方法的控水措施，包括倒置躯体或海姆立克手法，以免延误抢救时机。

6. 下水施救人员千万不要让溺水者紧紧抱住自己，万一抱住，施救者可试着先让自己下沉，等溺水者松手后再施救。

五、如何预防溺水的发生

不发生永远是最好的预防！

溺水一般为意外事故，可依靠有效的预防措施进行预防，请牢记"六不准""八避免"。

（一）六不准

1. 不私自下水游泳（图 5 - 4A）。

2. 不擅自与他人结伴游泳（图 5 - 4B）。

3. 不在无家长或老师带领的情况下游泳（图 5 - 4C）。

4. 不到不熟悉的水域游泳（图 5 - 4D）。

5. 不到无安全设施、无救援人员的水域游泳（图 5 - 4E）。

6. 不熟悉水性的人员不擅自下水施救（图 5 - 4F）。

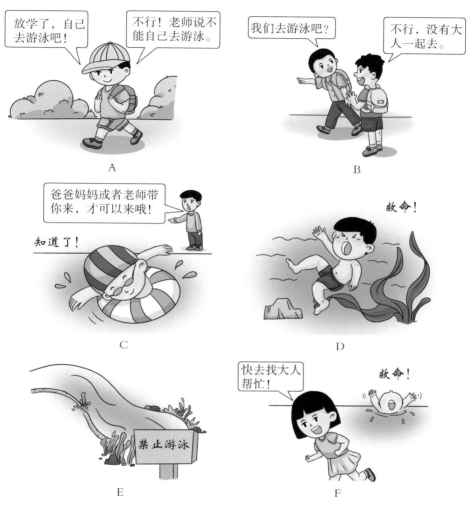

图 5-4 六不准

（二）八避免

1. 避免去近几年有人挖（采）沙的河道游泳。

2. 避免去水库主干渠、污染严重、水质差的水域游泳。

3. 避免在危险地段推拉玩闹、清洗衣物、打捞物品等。

4. 避免雨中、雨后在河道、湖塘、井池边行走，避免雨中单独过桥。

5. 避免在恶劣气候条件下游泳，如正午暴晒期间、天气多变时刻等。

6. 避免到深水区、冷水区游泳。

7. 避免冬天在水上滑冰。

8. 避免在服药、癫痫等疾病状况下游泳。

第二节　中　暑

病例分享：天气酷热难耐，中暑差点要了命

最近天气持续高温，平时身体健康的李先生在工厂工作时突然晕倒，出现了畏寒、高热、神志不清、呼吸急促、呕吐、全身抽搐、大小便失禁等症状，闻声赶来的同事立即将李先生转移至通风好的室外，第一时间拨打"120"。在等待救援期间，让李先生平卧，头向后仰，以保持呼吸道通畅，并用湿冷毛巾反复擦拭其颈部、腋窝、大腿根部等处的皮肤。急诊医生初步判断考虑重度中暑（热射病）。经检查，李先生因中暑引发了多器官功能衰竭，立即转 ICU。ICU 团队第一时间开展抢救，使用冰帽、冰毯、冰袋、静脉输液等一系列的抢救和对症治疗，李先生转危为安，经过 20 天的治疗后，恢复良好出院。

中暑是在暑热季节、高温和/或高湿环境下，由于体温调节中枢功能障碍、汗腺功能衰竭和水、电解质丢失过多而引起的以中枢神经和/或心血管功能障碍为主要表现的急性疾病。根据临床表现，中暑可分为先兆中暑、轻症中暑、重症中暑。其中重症中暑又分为热痉挛、热衰竭和热射病。热射病是最严重的中暑类型。

引起中暑的主要原因是高温气候。有资料表明，连续 3 天平均气温>30 ℃ 和相对湿度>73% 时最容易发生中暑；其次，高温辐射作业环境和高温、高湿作业环境下也易中暑。凡可致机体热负荷增加或散热功能发生障碍的因素均可诱发中暑（图 5-5）。

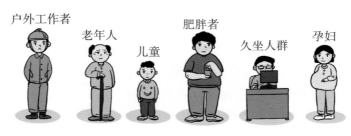

户外工作者　　老年人　　儿童　　肥胖者　　久坐人群　　孕妇

图 5-5　易中暑人群

一、第一时间识别

根据我国《职业性中暑诊断标准》（GBZ 41—2002），中暑分为中暑先兆、轻症中暑、重症中暑。

1. 先兆中暑　在高温环境下，出现头痛、头晕、口渴、多汗、四肢乏力、注意力不集中、动作不协调等，体温正常或略有升高（图 5 - 6）。

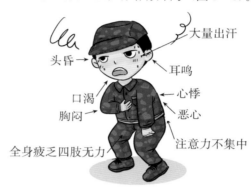

头昏　大量出汗　耳鸣　心悸　口渴　恶心　胸闷　注意力不集中　全身疲乏四肢无力

图 5 - 6　中暑先兆症状

2. 轻症中暑　除上述症状外，体温往往在 38 ℃以上，伴有面色潮红、大量出汗、皮肤灼热，或出现四肢湿冷、面色苍白、血压下降、脉搏增快等表现（图 5 - 7）。

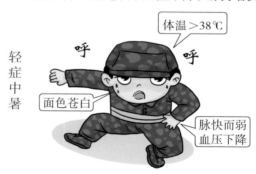

轻症中暑　体温＞38℃　呼　呼　面色苍白　脉快而弱 血压下降

图 5 - 7　轻症中暑症状

3. 重症中暑　包括热痉挛、热衰竭和热射病。

热痉挛是突然发生的活动中或者活动后痛性肌肉痉挛，通常发生在下肢背面的肌肉群（腓肠肌和跟腱），也可以发生在腹部。肌肉痉挛可能与严重体钠缺失（大量出汗和饮用低张液体）和过度通气有关。热痉挛也可为热射病的早期表现。

热衰竭是由于大量出汗导致体液和体盐丢失过多，常发生在炎热环境中工作或者运动而没有补充足够水分者，也发生于不适应高温潮湿环境的人群，其表现为大汗、极度口渴、乏力、头痛、恶心呕吐、体温高，可有明显脱水征如心动过速、直立性低血压或晕厥，无明显中枢神经系统损伤表现。热衰竭可以是热痉挛和热射病的中介过程，治疗不及时，可发展为热射病。

热射病是一种致命性急症，根据发病时患者所处的状态和发病机制，临床上分为两种类型：劳力性和非劳力性热射病。劳力性者主要是在高温环境下内源性产热过多，多见于重体力劳动、体育运动（如炎热天气中长距离的跑步）或军训时发病，表现为高热、抽搐、昏迷、多汗或无汗、心率快等，发生迅速。非劳力性者主要是在高温环境下体温调节功能障碍引起散热减少（如在热浪袭击期间，生活环境中没有空调的老年人），它可以在数天之内发生。其征象为：高热（直肠温度≥41℃）、皮肤干燥（早期可以湿润）、意识模糊、惊厥，甚至无反应、周围循环衰竭或休克（图5-8）。此外，劳力性者更易发生横纹肌溶解、急性肾衰竭、肝衰竭、弥散性血管内凝血（DIC）或多器官功能衰竭，病死率较高。

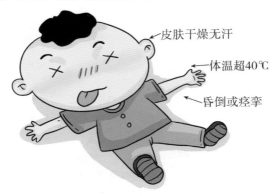

图5-8　热射病征象

二、第一时间应对

（一）先兆中暑与轻症中暑的治疗

立即脱离高温环境，将患者转移到阴凉通风处或电风扇下，最好移至空调室平卧并解开衣扣，松开或脱去衣服，以增加辐射散热，如衣服被汗水湿透应更换，观察体温、脉搏、呼吸、血压变化，头部可捂上冷毛巾，可用乙醇、白酒、冰水或冷水进行全身擦浴（图5-9）。中暑的患者可以服用防暑降温剂，如人丹、十滴水或藿香正气散等，能够缓解中暑的症状，并补充含盐清凉饮料，如淡盐水、冷西瓜水、

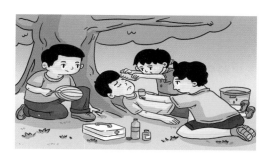

图 5-9 中暑先兆与轻症中暑应急处理

绿豆汤等，经以上处理即可恢复。

（二）重症中暑的治疗

重症中暑患者处理原则：降低体温，纠正水、电解质紊乱及酸中毒，积极防治休克及肺水肿。

1. 降温治疗 快速降温是治疗的首要措施。

（1）体外降温：迅速脱离高温高湿环境，转移至通风阴凉处，有条件的也可用降温毯给予降温，将患者平卧并去除全身衣物，对皮肤肌肉按摩，促进散热。中暑高热者头部给予冷敷，其方法有头置冰袋或冰帽，大血管区置冰袋，以空调或风扇控制室温在 22 ℃～25 ℃；也可采用将身体（头部除外）置于 4 ℃水中降温法，同时要不断摩擦四肢，防止血液循环停滞，促使热量散发，但不要快速降低患者体温，当体温降至 38 ℃以下时，要停止一切冷敷等强降温措施。无循环障碍者，冰水擦浴或将躯体浸入 27 ℃～30 ℃水中降温。对循环障碍者，采用蒸发散热降温，用凉水反复擦拭皮肤，同时应用电风扇或空调加快蒸发。

（2）体内降温：体外降温无效者，用冰盐水进行胃或直肠灌洗，也可用无菌生理盐水进行腹膜腔灌洗或血液透析，或将自体血液体外冷却后回输体内降温。

（3）药物降温：患者出现寒战时，可应用氯丙嗪静脉注射，并同时监测血压，采用解热剂降温可酌情选用阿司匹林口服，柴胡注射液肌内注射，吲哚美辛栓剂肛内应用。也可采用水合氯醛加冰盐水低压灌肠降温。有时配合静脉滴注氢化可的松或地塞米松辅助治疗。一般当体温降至 38 ℃左右应逐渐停止用药，擦干全身，加强防护。

2. 对症处理

（1）若中暑时患者已失去知觉，可指掐人中、合谷等穴位，使其苏醒；若呼吸停止，应立即实施人工呼吸，昏迷患者应保持呼吸道畅通，给予吸氧，必要时气管插管。

（2）积极纠正水、电解质紊乱，维持酸碱平衡，尽快建立静脉通路，补充等渗葡萄糖盐水或生理盐水，纠正休克。

（3）补液速度不宜过快，以免触发心力衰竭，发生心力衰竭予以快速起效的洋地黄制剂。

（4）应用升压药纠正休克。

（5）疑有脑水肿患者应给予甘露醇脱水。

（6）有急性肾衰竭患者可进行血液透析。

（7）发生 DIC 时酌情使用肝素，需要时加用抗纤维蛋白溶解药物。

（8）肾上腺皮质激素对于高温引起的机体应激和组织反应以及防治脑水肿、肺水肿均有一定的效果，但剂量不宜过大，用药时间不宜过长，以避免发生继发感染。

（9）积极防治感染。

3. 监测

（1）体温监测：降温期间连续监测体温变化。

（2）监测尿量：保持尿量＞30 mL/h。

（3）凝血功能监测：严密监测凝血酶原时间、部分凝血活酶时间、血小板计数和纤维蛋白原。

三、第一时间送医

发生中暑后，最重要的是及时送医，赢得最佳治疗时机，中暑治疗不及时，后果很严重，一定要避免几个误区：

误区 1：藿香正气水是中暑良药，可随意服用（图 5 - 10）。

提到中暑，很多人的第一反应就是服用藿香正气水，将其视为中暑良药。许多人在高温天气出门前，都会备上一支藿香正气水，不少单位也会为员工准备藿香正气水，预防中暑。

那么藿香正气水对于治疗中暑真的有作用吗？

真相是，藿香正气水对于长时间在高温环境下活动导致的中暑作用并不明显，而且藿香正气水中含有酒精成分，过敏人群要慎服。

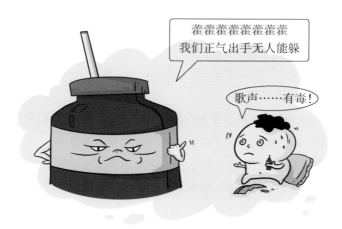

图 5 - 10 误区：藿香正气水

误区 2：天气炎热出汗多，可大量饮水。

夏季天气炎热，室外工作和运动容易导致大量出汗，往往这个时候，不少人会短时间内大量饮水，认为这样有利于补充水分，避免中暑。

真相是，炎热夏季，室外工作和运动导致大量出汗，同时会伴有电解质丢失，此时单纯过量饮水，会导致机体出现稀释性低钠血症，严重者可导致脑水肿昏迷。应该服用和自己身体流失相匹配的水分，也可服用淡盐水、运动饮料。

误区 3：待在室内不会中暑。

很多人认为，待在外面高温暴晒容易中暑，在室内应该不会中暑。

真相是，中暑不仅仅发生在高温的室外，室内潮湿闷热、密闭且通风性差也会导致中暑的发生。

相关研究表明，密闭环境温度达到 32 ℃以上，人容易中暑。夏季应尽量避免处在 32 ℃以上的房间中，对于耐热能力差的老年人来说，处在通风不好的顶层楼房同样具有中暑的风险。

四、中暑的危害有哪些? 你一定要知道

中暑严重的可给患者身心带来危害。

1. 对身体的危害　中暑如不及时、有效地治疗可引起抽搐和死亡、永久性脑损害或急性肾损伤，影响正常的工作和生活。

2. 对心理的危害　中暑严重的并发症给患者及家属心理和情绪上带来严重的

负面影响。

中暑对身心的危害很大，发生中暑时，及时有效的抢救措施显得尤为重要，只要抢救得当，可以把危害降到最低。

五、中暑的"暗号"，你了解吗

1. 头晕、头痛　轻度中暑即可有头晕、头痛表现，首先要迅速脱离高热环境，但是避免直接对着电风扇或者空调直吹，及时补充机体丢失水分，最好是清凉的含糖饮料，纠正机体的水、电解质失衡状态。还可用凉水反复擦拭皮肤或者冰水物理降温，按摩头部穴位或者将冰水或者湿毛巾放至头部血管处，使血管收缩从而减轻头痛症状。严重时可口服藿香正气水或者口服退热药，如对乙酰氨基酚、布洛芬等。注意多加休息，避免中暑及头痛症状进一步加重。

2. 恶心、呕吐　中暑会出现恶心、呕吐的现象，是由于中暑会导致体内的环境失去平衡，或者是体液流失，从而导致机体的血容量下降，出现大脑供血不足所致。机体为了增加散热，外周血管扩张，出现胃肠道功能紊乱。建议你脱离高热的环境，可以到医院使用冰盐水洗胃或者灌肠等。如果出现昏迷，则需要保持呼吸道通畅。如果出现低血压，则可以使用合适的药物输液，从而升高血压。

3. 口渴、多汗　中暑会出现口渴、多汗（图 5 - 11）的现象，体温常常在 38 ℃以上，伴面色潮红、大量出汗、皮肤灼热等表现。

4. 疲乏、心悸　中暑会出现疲乏、心悸的现象（图 5 - 12）。疲乏、心悸是临床中常见的症状，导致心悸出虚汗的原因有很多，注意应排除心血管系统、内分泌系统、精神方面等疾病。

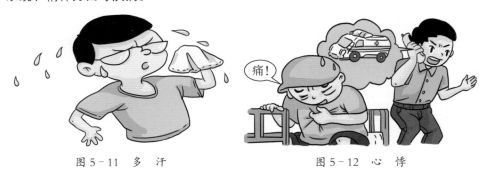

图 5 - 11　多　汗　　　　　　　　　图 5 - 12　心　悸

5. 发热、脉速　中暑会出现发热的现象，因为发热，体温每升高 1 ℃，脉搏每分钟跳动增加 15～20 次（图 5 - 13）。

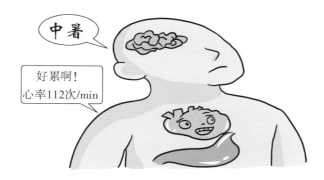

图 5 - 13 脉 速

六、如何预防中暑

1. 改善高温作业条件，加强隔热、通风、遮阳等降温措施；室外活动要避免阳光直射头部，避免皮肤直接吸收辐射热，戴好帽子、衣着宽松。

2. 加强体育锻炼，增强个人体质，合理安排休息时间，保证足够的睡眠，以保持充沛的体能。

3. 科学合理的饮食、饮水。吃大量的蔬菜、水果及适量的动物蛋白质和脂肪，补充体能消耗，切忌节食；每天饮水 3～6 L，供给含盐清凉饮料（以含氯化钠0.3%～0.5%为宜），饭前、饭后以及大运动量前后避免大量饮水。

4. 宣传防暑保健知识，教育工人遵守高温作业的安全规则和保健制度（图5 - 14）。

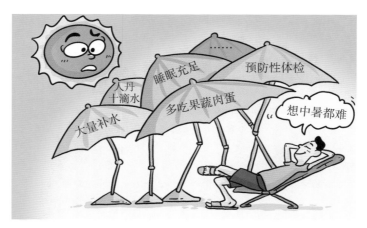

图 5 - 14 防暑妙招

第三节　冻　伤

病例分享：贪杯醉酒宿户外　冻伤截肢悔终生

2020年1月，辽宁大连一名男子醉酒后在自己的小区睡着，早晨被人发现时，造成冻伤并面临截肢的严重后果。视频一经流出，立即在网络上引起热议：不就是喝醉了在小区里睡了一宿，怎么就冻伤了？怎么就还要截肢了呢？我每年到冬天都会长冻疮，这是不是也属于冻伤了啊？别急，今天我们就一起来了解一下有关于冻伤的一些小知识。

冻伤是人体较长时间暴露在寒冷、潮湿的环境中，由于身体浅部的软组织凝冻，局部缺少血液供给，而出现局部或全身急性冻伤性损害。程度较轻时因局部血液流通不畅，可造成皮肤组织的红肿，产生发痒、刺痛、麻木等感觉；严重时则会伴随体温丢失，出现皮肤变黑，组织、肢体坏死，然后丧失知觉，导致肢体功能障碍，造成全身永久性损伤（图5-15）；在极度严寒状态下，人体还可由于代谢减慢，出现呼吸、心跳减慢，血压下降，若不及时抢救，就会危及生命导致死亡。

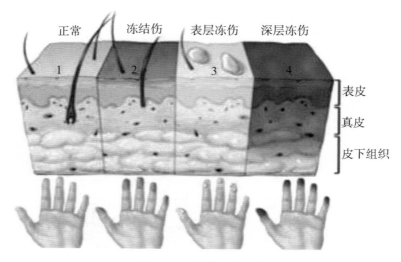

图5-15　冻伤不同程度

轻度冻伤虽然不会造成人体功能损伤，但是缺乏有效的根治办法，每到寒冷季节就可能复发，年复一年，痛痒难耐，尤其是一些颜面部的冻伤，还有可能留下色素沉着和瘢痕，严重影响美观，给许多人带来无尽的烦恼。而每年到了冬天，尤其是东北地区，冻伤致死、致残的病例并不罕见，前文就是冻伤致残的典型事例。

一、第一时间识别

冻伤的发生，往往是因为在寒冷的环境中长时间的暴露加之防护不当，或者是因为某些因素导致人体对外界温度变化的调节和适应能力减弱而导致。可以出现局部冻伤和全身冻伤（冻僵）。一般而言，局部冻伤更为多见，也就是俗称的"冻疮"，多发生于身体暴露部位，如手指（足趾）、手背、足跟、耳郭及颜面部，以足部多见，占冻伤的半数以上。常伴感觉异常、灼痒、胀痛，有时出现水疱（图5-16）。常于冬季反复发生。

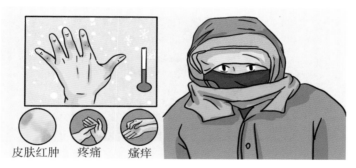

皮肤红肿　　疼痛　　瘙痒

图 5-16　冻伤常见症状

根据冻伤的严重程度，我们将局部冻伤分为四度。

一度冻伤：受损在表皮层，受冻部位皮肤红肿充血，自觉热、痒、灼痛，症状可在数日后消失（图5-17）。

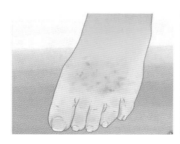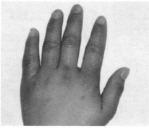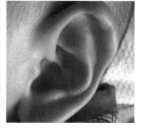

图 5-17　一度冻伤表现

二度冻伤：伤及真皮浅层，除红肿外，伴水疱，疱内可为血性液，深部可出现水肿，剧痛，而皮肤感觉迟钝（图5-18）。

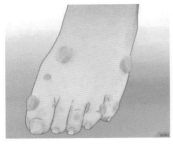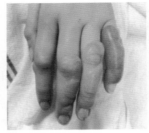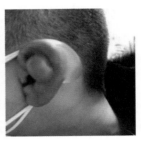

图5-18 二度冻伤表现

三度冻伤：伤及皮肤全层，局部出现黑色或紫褐色，痛温觉丧失，而且伤后不易愈合，除遗有瘢痕外，还可有长期感觉过敏或疼痛（图5-19）。

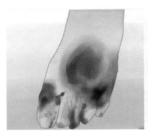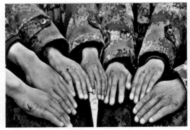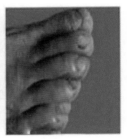

图5-19 三度冻伤表现

四度冻伤：累及皮肤、皮下组织、肌肉甚至骨头，可出现坏死、感觉丧失，愈后可有瘢痕形成，严重时常导致截肢（图5-20）。

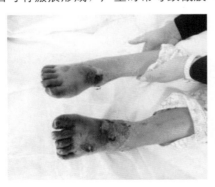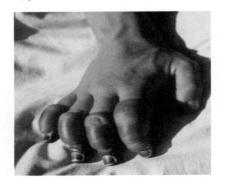

图5-20 四度冻伤表现

冻伤的全身表现为冻僵。当人体温度降低至34℃时，可出现健忘，呼吸中枢受抑制，呼吸变浅、变慢；低于 32 ℃ 时，人体代谢降低，血压、脉搏、呼吸下降，触觉、痛觉丧失，而后意识丧失，瞳孔可扩大或缩小；呼吸抑制后进一步加重缺氧、酸中毒及循环衰竭；降至 30 ℃ 时，人体则进入昏迷状态，全身木僵，如不及时抢救，将导致死亡。

二、第一时间应对

冻伤的基本治疗目标是迅速复温，防止进一步的冷暴露以及恢复血液循环。

1. 脱离危险环境，防止继续受冻。此时应立即将冻伤人员脱离低温环境，停止与冰冻物体继续接触。在搬运的过程中要小心、轻放，以免引起或加重损伤。

2. 迅速将冻伤者移到暖和的地方或室内（室温 20 ℃～25 ℃），脱去潮湿的衣服、鞋袜，以免热量继续丢失。如果衣服、鞋袜等同肢体冻在一起，千万不能用火烤，以免加重组织损伤，可用 40 ℃ 左右的温水融化后脱下或剪掉，然后用棉被、毛巾、毛毯等进行全身保温，也可把热水袋、热水壶等放置在患者身体周围提高局部温度，但不可将热水袋等直接与患者皮肤接触，以免发生烫伤。

3. 治疗及抢救的关键——尽早快速复温。

如果是局部冻伤且伤势较轻时，可用 38 ℃～40 ℃ 的温水浸泡伤肢，或是将人浸浴到温水中进行复温。在复温的过程中要不断加入温水以保持水温的稳定，直至指（趾）甲床潮红，肢体变软、红润。复温时间不宜过长，一般局部 20 min，全身半小时内复温即可。记住：快速复温比低温缓慢复温效果要好！如果是颜面部的冻伤，可用 42 ℃ 的温水浸湿毛巾进行局部热敷。

如果是在野外，无条件进行温水复温时，可给冻伤者加厚衣服、毛毯覆盖保温，施救者也可用自己的暖手、腋下或自身体温帮助冻伤者升高温度。

4. 在复温的同时，如果有条件进食，则尽量给予患者一些热饮料、热食物，以提供机体足够热量。

5. 如果当冻伤者全身冻伤或重度（深部）冻伤，出现脉搏、呼吸变慢，则首先要保证呼吸道通畅，在复温的同时进行人工呼吸和心肺复苏术；当伤者身体恢复温度后，立即送往医院治疗。

6. 注意避免冻伤部位的皮肤破损。不要摩擦患处，可用温水或者肥皂水清洁冻伤部位后，再用干净的衣物、毛巾把脚趾或手指隔开，在局部涂敷冻伤膏，适当涂厚些，指（趾）间均需涂敷，面积小的一度、二度冻伤，可不包扎，但还是要注意保暖。二度以上的冻伤，创面保持清洁干燥，用敷料包扎好，每天换药1～2次。皮肤较大面积冻伤或坏死时，需注射破伤风抗毒素或类毒素。如果有较大的水疱时，那就不要用温水清洗了，可用不含乙醇的消毒剂清洁患处和周围皮肤后，用注射器吸出水疱内的渗液，并加以包扎，小的水疱不需要刺破，经过2～3周后，水疱会逐渐干枯，形成黑色干痂，脱落后创面自然愈合（图5-21）。

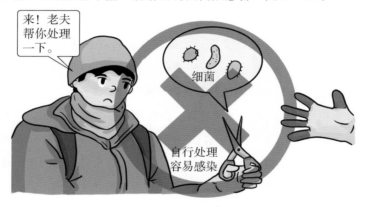

图5-21 错误方法：自行挑破水疱

7. 抬高患肢到心脏水平，这样可以减少体位性水肿的发生。

8. 在复温过程中及复温后，冻伤肢体往往会变得肿大或出现水疱以及产生剧烈的疼痛，如果有条件时可同时口服或肌内注射镇痛药等（图5-22）。

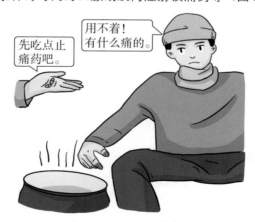

图5-22 使用止痛药物

三、第一时间就医

一旦冻伤发生，条件不允许时应就地积极自救，减轻冻伤所造成的损害，但是如果温水浸泡后，受冻部位无法恢复知觉或者发紫、肿胀、疼痛等，建议立即前往医院就诊。如果伤势太重，那就应该马上去医院治疗（图5-23），不能拖延，尽可能减少冻伤对肢体或人体造成的严重损害。

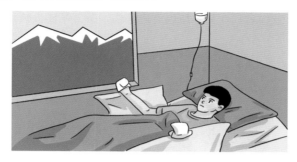

图5-23　及时医院诊治

四、关于冻伤的那些误区，你真的了解吗

1. 你以为生活在南方就不会发生冻伤了吗？

不！冻伤的发生不仅与低温有关，还与潮湿和刮风有关。这里我们所说的低温，并不是你以为的零下十几或二十几摄氏度，而是当气温在0℃～10℃时就属于可能发生冻伤低温天气了。南方的冬天阴冷而潮湿，潮湿和刮风会增加皮肤的散热，导致冻伤更容易发生。手指、脚趾、耳朵和鼻子因为长时间暴露在外，在寒冷环境中又比较难保暖，所以也是最常被冻伤的部位。冻伤起初往往不易被察觉，等到皮肤红肿、灼痛时，轻度冻伤就已经形成了。

2. 你以为把自己包得紧紧实实的就一定暖和，就不会发生冻伤了吗？

不！不要以为越紧的衣服越保暖，勒得越紧，局部的血液循环越不通畅，紧身裤、袜还会影响下肢循环，更容易发生冻伤。所以很多爱美的女士在冬天喜欢穿短裙和连裤袜，殊不知这样极容易导致冻伤的发生。

3. 你以为受冻以后立即烤火或者泡热水就不会发生冻伤吗？

不！冷热急变是诱发冻疮的原因之一。当身体长时间处于寒冷环境中时，末梢血管都在收缩，突然接触过热的水或者烤火会使毛细血管突然放松扩张，局部血液循环立刻淤滞，很快就会形成冻疮。

重度冻伤时，受冻部分不仅发红肿胀，而且血管也被冻伤，血液淤滞流通不畅，输送的养料也跟着减少。这时候受冻部分的温度比较低，耗费的养料不多，还不至于发生组织坏死的现象。但是如果马上烤火或用热水烫，受冻部分的温度迅速增高，里面各种组织活跃起来，需要的养料突然增加，而血管已经受伤，血流不能畅通，没法把大量的养料运来。这样一来，这些组织需要的养料供不应求，抵抗疾病的能力降低了，就很容易坏死。所以重度冻伤，千万不要火烤水烫（图 5-24）。

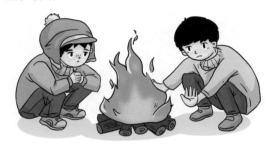

图 5-24 禁忌烤火

4. 你以为对冻伤部位采用雪搓、冷水浸泡等方法，可以治疗或预防冻伤吗？

不！大量实验证明，这些方法是极其有害的。它只能延长冻肢的受冻时间，加重组织损伤。然而，它之所以能在国内外长期广泛流传，主要由于使用这些方法复温时疼痛、肿胀较轻，人们便误认为是有效的；而当用温水快速复温时，会引起剧烈的疼痛，肿胀较重，所以往往被误认为是有害的，不易被接受。实际上用温水浸泡方法复温，可以迅速改善局部血液循环，大大减少了组织损伤。

因此，在复温时，严禁火烤、雪搓、冷水浸泡或猛力拍打患部。摩擦患处、用雪擦拭冻僵的肢体、过高水温、干热或缓慢复温都是禁忌，这些都容易导致被冻组织坏死或损伤组织。

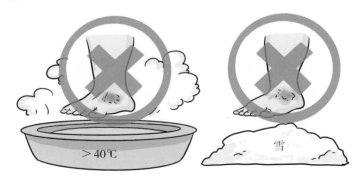

图 5-25 禁忌水温过高及雪搓

5. 你以为冬天喝酒可以抗寒预防冻伤吗？

不！酒后会有热乎劲，但其实并不能帮助保暖。酒精使得血管扩张、血液循环加速，却也能将体内热量更快、更多地通过皮肤散发到体表；也会使肌肉代谢加快，能量过快地释放到体外。这时体表感觉到温暖了，但是体内的热量反而消耗了。所以，喝酒不仅起不到真正的暖身作用，反而使得热量消耗更快，容易事后发冷。

五、如何预防冻伤的发生

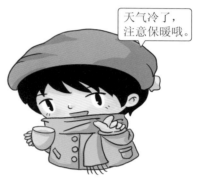

1. 最重要的是保暖！保暖！保暖！（图 5 - 26）居住的地方应尽量保持室温不低于 10 ℃，如果外出尤其要注意薄弱部位，如耳朵、鼻子、眼睛、手指、脚等部位的保暖。不行就多穿袜子，多戴手套，戴头套等。尽量避免穿紧身裤或者过紧的袜子，这些会让你的下肢紧绷，循环不良，从而诱发冻疮。

图 5 - 26 保 暖

2. 防止冷热温度急变，温度急速变化是诱发冻疮的重要原因之一。寒冷环境下，末梢血管都在收缩，突然接触过热的东西会使毛细血管突然扩张，局部血液循环立刻淤滞，很快就会形成冻疮。正确的做法是回到温暖环境，然后按摩受寒最重的肢端，比如手外露的话，可以拍拍手，反复搓揉手指和/或手掌，帮助局部血液循环，待肢端麻木的感觉消失以后，才可以用温水毛巾短暂热敷一下。

3. 适度的体育锻炼能促进全身的血液循环，是预防冻疮的终极手段。跑步及其他的有氧运动都可以达到目的，冷空气浴、冷水浴等方法均可有效地增强耐寒能力。孕妇、老年体虚者和心功能不全的人不必勉强自己进行大强度锻炼，可以用快步走或者散步的方式代替。

六、户外活动小贴士

1. 如果你需要较长时间待在户外，那么就要尽可能做好充分准备，确保自己有充足的衣服御寒。尽量确保寒冷空气无法从外面进入和袭击我们的皮肤。裤子和衬衫相接处、手腕、脚踝和脖子，虽然并非常见的冻伤部位，但也是很容易被冻伤的，所以也要采取预防措施，以防万一。把打底衫严严实实地塞进裤子，用袜子包着裤脚，用连指手套盖着衣服袖子。另外还要特别注意保护头部、双手和双脚，这些是最常被冻伤的部位。保暖衣服无法保护这些暴露在外的部分，特别要给这些部位选择合适的御寒物品，让它们尽量保持暖和。连指手套比分指手套更保暖，选择合适的鞋子和袜子，如果考虑双脚会被弄湿，可以穿防水靴子（图5-27）。

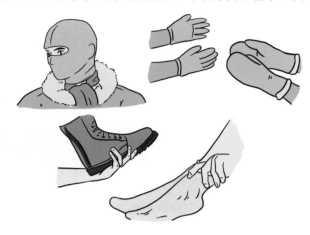

图 5 - 27   正确采取御寒措施

2. 尽量别在户外待太长时间，尤其是孩子更容易被冻伤，他们可不像成人那样了解冻伤的危险信号。所以如果孩子在户外活动，那么每过 1 h 都要把孩子带进屋内，让他的身体暖和起来，以保持他们的安全。

3. 如果遇到严重的暴风雨或极其寒冷的天气，则必须尽快寻找躲避的地方，在低温、狂风或下大雨时，身体可能很快就被冻伤。如果实在找不到暖和的地方，或离最近的有暖气建筑物太远，可以躲在不受风吹的地方，然后呼喊或打电话求救。

4. 如果衣服被雪、雨或汗水弄湿了，立刻更换衣服或进入屋内。潮湿的衣服尤其是袜子和手套，紧贴皮肤会增加冻伤的风险。

5. 如果处于非常寒冷的气温下，最好每半小时检查皮肤是否被冻伤，轻压皮肤，动一动手指和脚趾，看看它们是否变得僵硬或发麻，这一点尤其重要，可以帮助我们及早发现冻伤并及时进行处理。

6. 身体变暖后，不要再出去。在这时候外出，冻伤部位很容易受到进一步损伤，二次冻伤程度将会更加严重（图5-28）。

7. 浸泡冻伤部位时，要先让没有冻伤的人测试水温，确保是温水，而非热水。

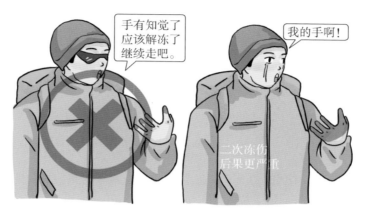

图 5-28 避免二次冻伤

因为被冻伤者可能无法准确地感应温度而发生烫伤。

8. 严寒中要避免长时间静止不动，即使在极困难的条件下，也要时时警惕，活动肢体，以增加产热，改善循环。

9. 在寒冷中环境中作业时，尽可能供应热食、热饮和充分的能量供给。

第四节　烧烫伤

病例分享：无处不在的危险，你会处理吗？

小美，女，28岁，在这样青春年华的年纪，本应有着如她名字一样美丽的容颜，然而，在七年前一个冬天的晚上，一切都改变了，那是一个极为寒冷的冬夜，小美像往常一样，用电热毯来取暖，疲惫的她在铺着电热毯的温暖的床上一下子就睡熟了，但她忘记关电热毯。半夜里她痛醒过来，发现整个木板床、棉絮都已经燃烧起来，小美顾不得疼痛惊慌失措地冲出卧室。听到动静的室友看到面目全非的小美，当时也不知道要怎么办，只得把小美安置在一旁，扑火的同时等待救护车的到来。因为这场火灾，小美的头面部严重烧伤，虽然捡回来一条命，但头面部的瘢痕却让她永远失去了一头秀发和灿烂的笑容。

某天上午，家住邵阳的母亲抱着快两岁半的女儿星星，办出院手续。才这么丁点大的孩子，头部以及身体上都缠着厚厚的绷带，而这都源自于数月前那一壶开水。那天，星星正在睡觉，妈妈把刚烧好的一壶开水放在桌上就去忙别的事情去了，而此时恰好星星醒来，想喝水，找不到妈妈，便自己去桌上拿水喝，结果水壶的开口倒向星星，开水沿着星星的脸颊、脖子、胸口泼下来，星星哇哇大哭。星星妈妈听到哭声立马跑进来，急忙本能地就把星星的衣服给脱了，然后送去当地的医院。整整一个多月的治疗过程，让孩子吃了不少苦头。事后星星妈妈懊悔不已，说不该把开水放在孩子够得到的地方，而且如果在烫伤后，能立刻采取一些正确的措施，可以使烫伤程度尽可能降低。

生活中，由于人们的疏忽大意，发生烧烫伤是常有的事。那么什么是烧烫伤呢？烧烫伤一般是指因火焰、热液、高温气体、激光及其他金属液体引起的组织伤害。临床上将热液、蒸气所致的烧伤称为烫伤。一般电化学物质导致的损伤也属于烧伤，所以烧烫伤的范畴比较广。烧伤是火灾现场最常见的损伤，主要引起皮肤和/或黏膜、皮下和/或黏膜下组织等损害。

在各种灾害中，火灾是最经常、最普遍地威胁公众安全的主要灾害之一。我们通常说的火灾是指在时间或空间上失去控制的燃烧所造成的灾害。在生活中，火灾可由各种原因引发，根据可燃物的类型和燃烧特性，可分为如固体物质火灾、液体物质火灾、气体火灾、金属火灾、带电火灾及烹饪物火灾。烧烫伤会给患者造成不同程度的损伤，轻则毁容、瘢痕、残疾，重则死亡。所以第一时间的识别和正确处理就显得很重要了。

一、第一时间识别

需要第一时间识别烧烫伤，我们需要了解引起烧烫伤的原因、烧烫伤的程度、烧伤分度及烫伤分级。我们知道烧烫伤主要引起皮肤和/或黏膜、皮下和/或黏膜下组织等损害，根据烧伤程度不同，可分为以下几度：

Ⅰ度（表皮烧伤），主要表现为皮肤发红，具有刺痛感。

Ⅱ度（表皮烧伤），主要表现为皮肤出现水疱，红、肿、触痛。

Ⅲ度（全层烧伤），主要表现为皮肤整个层面的烧伤，皮肤出现坏死、基底苍白、焦黑等。

Ⅳ度烧伤，表皮层、真皮层，并使肌腱、肌肉和骨骼受损。

烫伤一般分为三个等级，认清烫伤等级更有助于进行急救（图5-29）。

Ⅰ度烫伤：红斑性，皮肤变红。

Ⅱ度烫伤：水疱性，患处产生水疱。

Ⅲ度烫伤：坏死性，皮肤削落。

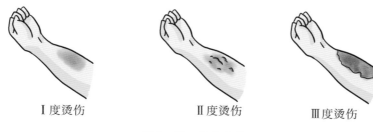

Ⅰ度烫伤　　　　　Ⅱ度烫伤　　　　　Ⅲ度烫伤

图 5 - 29　烫伤分级

二、第一时间应对

1. 应对火灾及逃生方法

（1）在火灾中，火灾现场的温度高，烟雾挡住视线，一定要保持镇静，不要惊慌，应尽快拨打"119"电话呼救（图 5 - 30），不盲目地行动，选择正确的逃生方法。

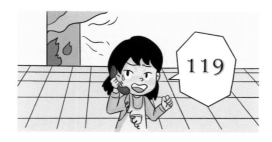

图 5 - 30　拨打"119"电话呼救

（2）发生火灾时，如果火势并不大，争分夺秒，扑灭"初期火灾"（图 5 - 31）。

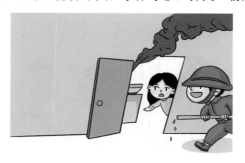

图 5 - 31　扑灭"初期火灾"

（3）在火灾中，为避免大量浓烟吸入，防止烟雾中毒、预防窒息，有条件者应佩戴防毒面具、头盔、阻燃隔热服等护具；如果没有，可向头部、身上浇冷水或用湿毛巾、湿棉被等将头、身裹好，在离地面30 cm以下的地方，头部尽量贴近地面，背向烟火方向采取低姿势爬行逃生，"简易防护，蒙鼻匍匐"（图5-32）；若通道已被烟火封阻，应快速关紧迎火门窗，打开背火门窗，用湿毛巾或湿布塞堵门缝、用水浸湿棉被，蒙上门窗然后不停用水淋透房间，以防烟火渗入；还可以利用身边的绳索或床单、窗帘、衣服等自制简易救生绳，并用水打湿，从窗台或阳台沿绳缓滑到下面楼层或地面；若被烟火围困，暂时无法逃离者，应尽可能待在阳台、窗口等容易被人发现和能避免烟火近身的地方。白天可向窗外晃动鲜艳衣物或外抛轻型晃眼的东西；在晚上用能发光发声的物品发出有效的求救信号。求救时要设法暴露自己，才能尽早获得救援。

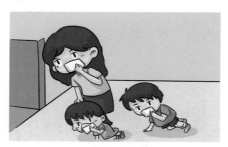

图5-32 简易防护，蒙鼻匍匐逃生

2. 烧烫伤第一时间的处理　根据烧伤的不同类型，可采取不同的急救措施。

（1）脱离现场：迅速脱离致伤现场（图5-33），采取有效措施扑灭身上的火焰。发现身上着火，应赶紧设法脱掉衣服或就地打滚，压灭火苗；有水源的可及时跳进水中或朝身上浇水，喷灭火剂就更有效了，如衣服和皮肤粘在一起，可在其他人员的帮助下把未粘连的部分剪去，并对创面进行包扎。

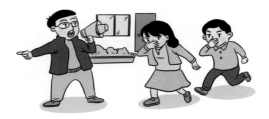

图5-33 迅速脱离致伤现场

（2）判断伤情：首先检查可危及伤员生命的一些情况，不论任何原因引起的心搏、呼吸停止，应立即行胸外心脏按压和人工呼吸，将患者撤离现场，待复苏后送医院。如出现大出血、窒息、开放性气胸等，应迅速进行止血、开放气道保持呼吸通畅、封闭胸部开放伤处等处理。为防止休克，可予口服烧伤饮料、淡盐水等，一般以少量多次为宜。特别注意禁止伤员单纯喝白开水或糖水，以免引起脑水肿等并发症。

（3）保护创面：烫伤处理谨记"五字诀"——冲、脱、泡、盖、送（图5‑34）。

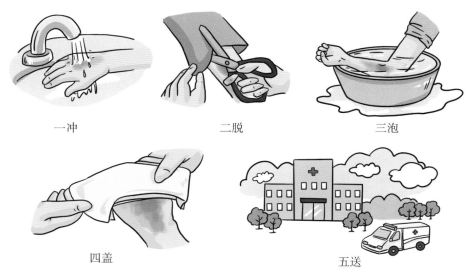

一冲　　　　　　　　　二脱　　　　　　　　　三泡

四盖　　　　　　　　　　　　　　五送

图5‑34　保护创面"五字诀"

一冲（轻度烧烫伤救护）：将烧烫伤的部位用清洁的流动冷水轻轻冲或浸泡10～30 min，冷水可将热迅速散去，以降低对深部组织的伤害。如果疼痛持续较重，可延长冲浸的时间，如果没有冷水，可用无害冷液体代替，如可用冰湿的布敷于伤处。一般的自来水中细菌含量很少，完全可以使用，不用担心可能发生感染。如果在没有自来水的情况下，井水、河水也可使用。

二脱：充分的冲洗和浸泡后，在冷水中小心除去衣物。可以用剪刀剪开衣服，千万不要强行剥去任何的衣物，以免弄破水疱。因为水疱表皮在烧伤早期有保护创面的作用，能够减轻疼痛，减少渗出。由于烧伤后该部位及邻近部位会肿胀，要在伤处尚未肿胀前把戒指、手表、皮带、鞋子或其他紧身衣物去除，以防止肢体肿胀后无法去除，而造成血运不畅，出现更严重的损伤。

三泡：对于疼痛明显者可持续浸泡在冷水中 10～30 min。此时，主要作用是缓解疼痛，而在烧伤极早期的冲洗能够减轻烧伤程度，十分重要。但对于大面积烧伤患者及小孩和老人，要注意浸泡时间和水温，以免造成体温过度下降。将伤处浸泡于水中，如果出现颤抖现象，要立刻停止泡水。

四盖：用干净纱布轻轻盖住烧伤部位，也可用三角巾清洁的衣服被单等，给予简单包扎。手足被烧伤时，应将各个手指、脚趾分开包扎，以防粘连。

五送：初步处理后立即送医，转送到专业治疗烧伤的烧伤专科医院进行进一步正规治疗。

三、第一时间送医

迅速送医院救治。伤员经火场简易急救后，应尽快送往临近医院救治。护送前及护送途中要注意防止休克。搬运时动作要轻柔，行动要平稳，以尽量减少伤员痛苦。

四、烧烫伤的这些知识，你一定要知道

1. 尽早脱离火灾现场，把抢救伤员生命放在首位。

2. 逃生时，普通电梯千万不能坐，因为普通电梯极易断电，且没有防烟功效。

3. 对于烧伤，首要措施是终止烧伤进程，立即去除患者身上衣物。发现身上着火，首先不要惊慌，千万不可跑动或用手拍打，皮肤与衣物粘连时，不能硬脱。应迅即用冷水冲洗，一般水温 20 ℃左右即可。等冷却后才可小心地将贴身衣服脱去，以免撕破烫伤后形成的水疱。冷水冲洗的目的是止痛、减少渗出和肿胀，从而避免或减少水疱形成。对于皮肤水疱，尽量不要弄破，避免用有色药物（如碘酊、甲紫）涂抹创面，也避免用酱油、牙膏、蜜糖等土方法涂抹伤口，以免影响对烧伤区域深度的判断。

4. 烟雾吸入伤是发生火灾时造成伤员早期死亡的主要原因。故应早期发现，可以通过以下几个方面观察评估：①上身烧伤情况；②有无眉毛和鼻毛的烧灼；③口咽部有无烟灰覆盖；④有无精神障碍史；⑤有无在密闭燃烧环境中受伤的经历；⑥有无煤炭样痰（烟灰样物质）。

5. 不偏信民间所谓的偏方，如涂牙膏、酱油、醋等是不可取的处理方法（图5‐35）。牙膏里的薄荷会带来"凉飕飕"的感觉，但创面的温度并没有降低，而且

牙膏也不能起到止痛的作用。烫伤很常见，不少人在烫伤后用牙膏、肥皂来处理伤口，认为牙膏可以使烫伤部位降温，可以缓解烫伤的程度。可你知道吗？烫伤后涂抹牙膏很容易使渗出液积聚，滋生细菌，发生感染。虽然有些牙膏对较轻烫伤有一些作用，但牙膏并不能改变血管的通透性，也不能保护伤口。烧烫伤后不能用酱油涂抹，首先，酱油含有盐类，会使创面细胞脱水收缩，加重损伤。其次，酱油不是无菌的，如果不进一步处理，就有可能引起感染。再次，酱油的黑褐色覆盖了创面，影响了医生对创面深度的判断。所以烧烫伤后除用冷水冲洗外，不要涂抹其他物质，如色拉油、酱油、醋、清凉油、绿药膏等，应当到专科医院在医生指导下使用真正有效的烧烫伤药物。

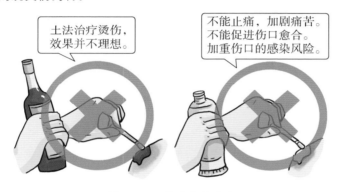

土法治疗烫伤，效果并不理想。

不能止痛，加剧痛苦。
不能促进伤口愈合。
加重伤口的感染风险。

图 5-35 忌用土法治疗

6. 在没有水的情况下，可用冰块降温，但一定不能将冰块直接敷在创面上，应该用干净的布、毛巾包裹冰块后，再敷在创面上。如果皮肤和衣物粘连，千万不要扯拽衣物，应先连着衣物一起降温，再用剪刀剪开。冷水冲洗的目的是止痛、减少渗出和肿胀，从而避免或减少水疱形成。冲洗时间约半小时以上，以停止冲洗时不感到疼痛为止。一般水温约20 ℃即可。切忌用冰水，以免冻伤。如果烫伤在手指，也可用冷水浸浴。面部等不能冲洗或浸浴的部位可用冷敷。

7. 如果创面有半个手掌大小或水疱大，水疱多，降温后用干净毛巾裹好，第一时间去医院就诊；如果创面不大，只有黄豆大小的水疱，可以涂抹红霉素、莫匹罗星软膏，避免伤口感染，一般两三周就能愈合。

8. 烧烫伤后可以挑破水疱吗？这要根据情况而定。一般的开水烫伤形成的水疱是无菌的，表皮没有破损，此时如果水疱不是很大，不需要挑破（图5-36），一方面由于其保持了皮肤的完整，细菌不易侵入，不易发生感染。另一方面，保留皮肤能起到保护创面的作用。但是如果水疱过大，疼痛明显，蛋白有凝固可能，这时就应该用无菌针棒挑破水疱，挤出水疱中的水，将水疱皮原样覆盖。更好的方法是使用生物敷料，这时将坏死表皮完全去除，清洁消毒后，覆盖生物敷料，这种方法大大降低了感染率，而且换药疼痛感大大减轻。

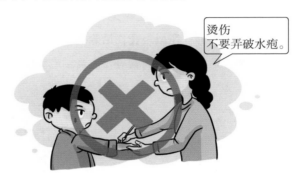

烫伤
不要弄破水疱。

图 5-36　烫伤水疱不弄破

9. 烧烫伤后能用白酒冲洗伤口吗？很多人认为白酒有消毒的作用，因而伤后会大量应用。如果创面皮肤未破溃，白酒中的酒精挥发时带走热量有一定的降温作用；如果皮肤破溃时应用则对创面无任何好处，不但会导致疼痛加重，还会加深创面，大面积使用还可能经创面吸收引起酒精中毒。

10. 对于伤势的判断，可参考下面几个因素：烧伤面积越大，人体受到的损失愈严重。烧伤越深，对局部组织的破坏越严重。人体不同的部位其重要性也不尽相同，如头面部、颈部和呼吸道等处，若被烧伤则较严重。

11. 发生烧烫伤后，应用自来水冲洗。冲洗越早越好，可持续 10～20 min。除去伤处的衣物或饰品，不能硬脱，可用剪刀小心剪开。当遇到各种化学烧伤，伤及眼睛、食管等处时，在现场要及时用大量清水冲洗，绝不可等到医院再处理，以免使组织受到严重的腐蚀烧伤，导致眼睛失明或食管形成瘢痕。

12. 手关节等活动部位被烧伤，日后易造成畸形。发生烧伤时如果合并有其他损伤如骨折等，恢复比较困难。年老、体弱、小儿以及有较严重疾病的人，发生烧伤后反应比较严重，在治疗上也较困难。对于上述情况的烧烫伤，应赶紧用被单盖在伤处，尽快送到医院请专业医生处理。

五、烧烫伤属于意外情况，我们应该以预防为主，那么我们如何预防火灾呢

1. 妥善处理火源 古人说"星星之火，可以燎原"这话一点都没错，但是现实生活中乱扔烟头，烧烤后木炭或火没浇灭就走人，然后引起火灾的案例比比皆是，预防火灾，这些星星之火也要妥善处理。

2. 安全用电 不要乱接电源，使用高功率的电器，尤其是学校宿舍，严禁插板连接过多的电器（图5-37），以免超负荷过热引发火灾。平时不使用的充电器及时拔除（图5-38）。

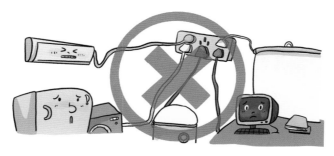

图5-37 严禁插板连接过多的电器

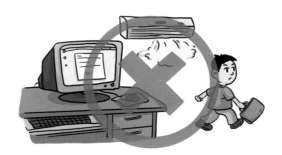

图5-38 及时拔除没使用的充电器

3. 正确使用天然气 当发现天然气泄漏，要第一时间打开门窗通气，然后打电话给相关工作人员过来抢修，发现燃气泄漏后千万不要使用明火。

4. 注意使用明火 家里用到明火的地方，如炒菜、打火机、抽烟、点蚊香等。炒菜的时候有食用油溅出也会引起火灾，这时候不要慌张，将锅盖盖住就可以灭火了。打火机不要放在小孩够得着的地方，以免小孩玩火（图5-39）。抽烟千万不要躺床上抽，以免烟灰掉落在床上烧到被子床单。点蚊香的时候不要将蚊香放在窗帘、蚊帐等易燃物体附近。

5. 烫伤的预防应从日常行为入手

（1）应保持地板干燥以免拿热的东西时滑倒。端茶倒水时应招呼一声，以免烫伤他人。桌布不宜太长，以免拉扯桌布时带翻桌上的烫热食物而被烫伤（图5-40）。

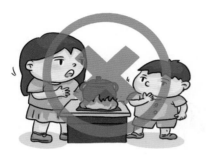 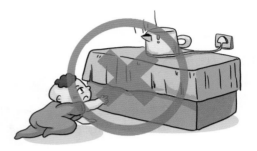

图5-39　不要玩火　　　　　图5-40　小儿防烫伤措施

（2）用微波炉或烤箱加热食物后，要先断电，然后戴上隔热手套，再从中取出食物。

（3）家里的热水瓶不要放在地上，要放在安全处。

（4）洗澡时，要养成先放凉水试水温的习惯，以防止被热水烫伤（图5-41）。

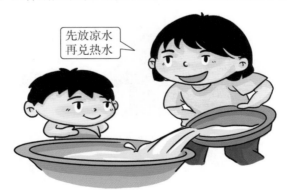

图5-41　洗澡时防热水烫伤

（5）冬季使用取暖设备时注意温度和时间，尤其是感觉功能减退的老年人、肢体功能障碍的患者等（图5-42）。

另外，儿童烫伤在烫伤人群中占有比例较大，应使小儿与热源保持安全距离（图5-43），高温及带有蒸气的物质应置于小儿不可触及的位置。

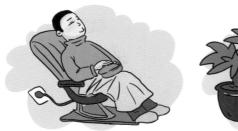
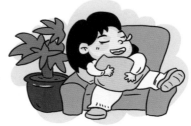

图5-42　正确使用取暖设备

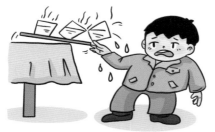
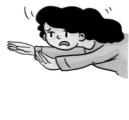

图5-43　与热源保持安全距离

第五节　酒精中毒

病例分享：小伙子喝酒喝到昏迷不醒，这是酒精中毒么？

　　李某有个项目成功招标，晚上与5个朋友到饭店吃饭庆祝，举杯豪饮，直至凌晨才回到家中。凌晨3时许，其妻子想上厕所，发现丈夫在洗手间内一直未出来，敲门也无人回答，急忙唤醒其他家人。大家砸开门，只见男子躺倒在洗手间内，拖鞋掉在一边，脸色发青，昏迷不醒。他们立即将其送往医院急诊科。医生诊断为酒精中毒（图5-44）。经过1h的抢救，一度没了呼吸的男子终于缓过一口气来。

　　酒精中毒又称醉酒，是指一次性饮酒过量造成的一种机体异常状态，主要表现为过度兴奋、情绪不稳、心率加快、恶心呕吐、头晕头痛、视物不清等，对于机体的多种器官功能多具有较大损伤，尤其是对神经系统和肝脏的伤害最大。严重的酒精中毒不仅伤害身体健康，还会因醉酒肇事引发其他伤害。

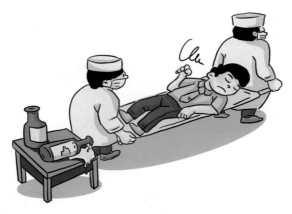

图 5－44　酒精中毒

急性酒精中毒已成为急诊科最常见的中毒之一，发病呈上升趋势。虽然急性酒精中毒的直接病死率不高，但考虑其庞大群体，并成为多种急症的诱发因素，故应对其予以重视。

一、第一时间识别

酒精中毒会影响身体正常运作的能力，甚至可能导致死亡。我们可以用以下 2 个方法来快速识别酒精中毒：

1. 明确的过量饮酒史或含酒精饮料摄入史。

2. 呼出气体或呕吐物有酒味并有以下之一者：

（1）表现易激惹，多语或沉默、语无伦次，情绪不稳，行为粗鲁或攻击行为，恶心、呕吐等。

（2）感觉迟钝、肌肉运动不协调，躁动，步态不稳，明显共济失调，眼球震颤，复视。

（3）出现较深的意识障碍如昏睡、浅昏迷、深昏迷，神经反射减弱、颜面苍白、皮肤湿冷、体温降低、血压升高或降低、呼吸节律或频率异常、心搏加快或减慢，二便失禁等。

二、第一时间应对

1. 侧卧，防止误吸，注意保暖（图 5－45）。

2. 对醉酒者，千万不要让其单独睡觉，以免患者因呕吐致窒息时无人救护。

3. 适量饮糖水以促进酒精代谢、预防低血糖。

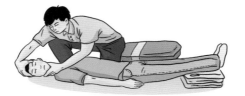

图 5 - 45 防止误吸与保暖

4. 如果呼吸停止需要进行心肺复苏术，并拨打"120"，尽快送医院（图 5 - 46），以免延误救治时机。

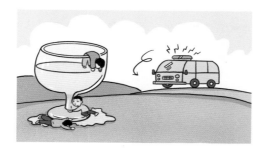

图 5 - 46 拨打"120"，尽快就医

三、第一时间送医

急性酒精中毒的人会出现昏迷的现象，血压和心率等出现异常，必须实施紧急救治干预，否则会危及生命（图 5 - 47）。抢救时要注意以下几点：

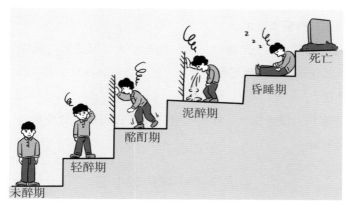

图 5 - 47 急性酒精中毒几个阶段

1. 监测血糖 酒精中毒的患者要注意查末梢血糖，特别是对于肝病、糖尿病患者，应警惕酒精性低血糖症。

2. 警惕急性胰腺炎　饮酒会对胰腺腺泡产生毒性作用，造成胰腺损害，同时也会对胰腺外分泌功能产生影响，使胰液中高浓度的蛋白发生沉积形成栓子，进而堵塞部分胰管，导致急性胰腺炎。

3. 心电图检查，排查心脏疾病　心电图检查是急性酒精中毒必做检查之一，特别是对于有高血压、糖尿病等基础疾病的患者，饮酒容易诱发急性心肌梗死，而且很多昏睡的酒精中毒患者发现隐匿性的心肌梗死，可以表现为无任何症状，此时心电图检查至关重要。

4. 仔细查体　急性酒精中毒的患者，有可能合并外伤。长时间不清醒的患者，行颅脑 CT 等检查以排除脑血管意外。另外要注意检查一下腹部，如果膀胱充盈，予以导尿。

四、如何预防酒精中毒

酒精中毒是完全可控的，可以通过以下措施来预防。不饮酒或少饮酒，不可避免饮酒应注意以下几点：

1. 不要空腹饮酒　因为空腹时酒精吸收快，人容易喝醉；而且空腹喝酒对胃肠道伤害大，容易引起胃出血、胃溃疡，最好的预防方法就是在喝酒之前，先吃点食物或饮用牛奶来保护胃部，以防止酒精渗透胃壁。

2. 不要和碳酸饮料一起喝　这类饮料中的成分能加快身体吸收酒精。

3. 饮酒后多喝热汤解酒　在饮酒之后，能够尽量的饮用热汤，尤其是用姜丝炖的鱼汤，特别具有解酒效果。

4. 多吃绿叶蔬菜　由于酒精对肝脏的伤害较大，喝酒的时候应该多吃绿叶蔬菜，其中的抗氧化剂和维生素可保护肝脏。还可以吃一些豆制品，其中的卵磷脂有保护肝脏的作用。

5. 宜慢不宜快　慢慢饮入，体内可有充分的时间把乙醇分解掉，乙醇的产生量就少，不易喝醉。

第六节　一氧化碳中毒

病例分享：大爷为何蹊跷 "赖床"？

12 月 20 日早上 8 时，赣周区的王先生经过邻居李家时发现大门紧闭。"都 8 点了，平常李老爷子早就开门出来了，今天怎么到现在还没动静？不会出事了吧?"感觉蹊跷的王先生随后拨打了李老爷子儿子李先生的电话。李先生想到昨晚和父亲一起吃晚饭时父亲说天气太冷了要把炉子点上暖暖屋子,顿时感觉大事不妙。于是很快赶到了父亲家,打开门后,众人被眼前的一幕吓了一跳,只见66岁的李老先生躺在床上昏迷不醒,口吐白沫,床上还有不少呕吐物。李先生用鼻子一闻,门窗紧闭的房间里有明显的刺鼻气味。来不及多想,在几位好心邻居的帮忙下找车把李大爷送到医院抢救。

一氧化碳中毒俗称煤气中毒,分为急性中毒和慢性中毒,一旦发生均会对人体造成极大的危害。急性一氧化碳中毒是一种常见的生活与职业性中毒,是我国发病和死亡人数最多的急性职业中毒。一氧化碳也是许多国家引起意外生活性中毒中致死人数最多的毒物。一氧化碳是含碳物质未经过充分燃烧时产生的一种无色、无臭、无味和无刺激性的气体,极难溶于水,在一定条件下燃烧会发生爆炸。一旦救治不及时可能导致中毒者留下严重的后遗症或者付出生命的代价,而且如果第一时间不能正确施救,还很容易造成二次事故,产生严重的后果。

一氧化碳又被称为"隐形杀手",中毒常在不知不觉中发生,救治不及,后果严重(图5-48)。

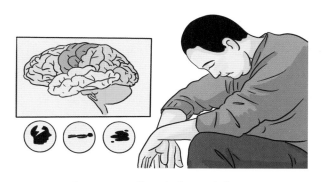

图5-48 一氧化碳"隐形杀手"

一、第一时间识别

由于煤气中毒容易与其他急性中毒产生混淆,因此第一时间正确识别,是成功抢救煤气中毒患者的关键一步。

1. 是否有煤气接触史,环境是否通风 以下情况警惕煤气中毒(图5-49):

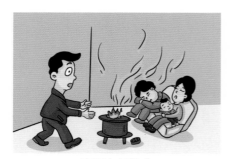

密闭空间烤火

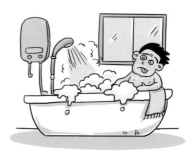

密闭空间使用燃气热水器

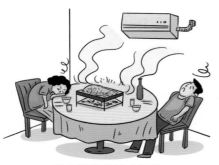

室内煤炭火锅或烧烤

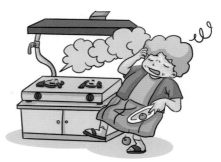

煤气连接管道松脱、老化、破裂

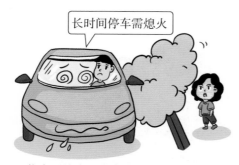

停车不熄火，在车里吹空调烟囱堵塞

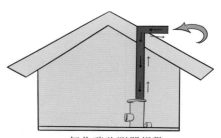

一氧化碳监测器报警

图 5－49　诱发煤气中毒因素

2. **观察患者**　患者是否出现头痛、头晕目眩、恶心、呕吐、呼吸困难、四肢乏力、二便失禁、意识丧失等一氧化碳中毒症状（图 5－50）。

一些患者在意识到一氧化碳中毒时，往往已经无法实现有目的的自主运动，能实施的有效自救措施有限，所以积极地预防和发现险情、第一时间的有效处理十分重要。

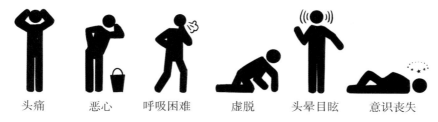

| 头痛 | 恶心 | 呼吸困难 | 虚脱 | 头晕目眩 | 意识丧失 |

图 5-50　一氧化碳中毒症状

二、第一时间应对

1. 注意现场安全，迅速使患者脱离中毒环境（图 5-51），转移至通风良好、空气新鲜处。

2. 拨打急救电话，畅通呼吸道。神志清醒者，安静休息，以免活动时加重心肺负担，增加耗氧量。神志不清者，立即为其松开衣扣及裤带，取下假牙，口内可放筷子压住舌头，防止舌根后坠，注意保暖，平卧不要垫枕头，同时头偏一侧，如果出现呕吐，立即用手掏出口腔内和呼吸道的异物（图 5-52）。

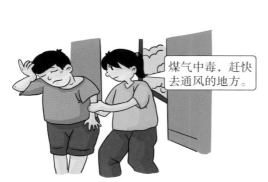

煤气中毒，赶快去通风的地方。

图 5-51　迅速脱离中毒环境

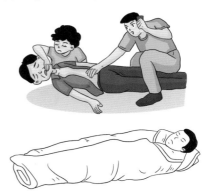

图 5-52　清除呼吸道异物、保暖

3. 昏迷者针刺或按压其人中、涌泉等穴位，以刺激其呼吸恢复（图 5-53）。

4. 对心搏呼吸骤停者立即行心肺复苏术（图 5-54），于两乳头连线中点处按压 30 次，按压深度 4～5 cm，按压频率 100～120 次/min（图 5-55）。在专业人士到来之前不能放弃抢救。

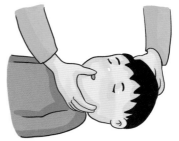

图 5-53　按压人中

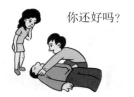

你还好吗?

①确认患者意识是否清醒

②打电话给"120"

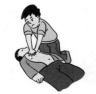

③进行胸外心脏按压

④通畅呼吸道

⑤进行人工呼吸

图 5-54　心肺复苏术程序

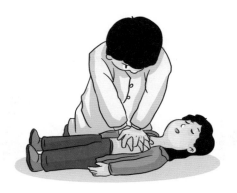

图 5-55　按压部位

三、现场救治陷阱多，这些知识你知道吗

一氧化碳具有可燃性、还原性、毒性、极弱的氧化性特点，遇火容易发生爆炸，人体吸入高浓度一氧化碳3～5 min 即可导致死亡，因此救护者切不可慌张，以免造成新的意外事故。

1. 进入溢满煤气的室内抢救时，先要深深呼吸一口空气，然后用湿毛巾或手帕等捂住鼻子（图 5-56）。

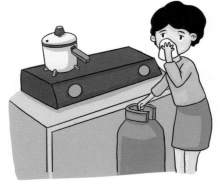

图 5-56　捂住口鼻、关掉煤气开关

2. 进入室内后要先打开窗户，关掉煤气开关。

3. 千万注意不能按门铃、不能开电源开关、不能使用打火机和火柴等明火、不能在现场使用易产生火花的机械设备和工具，以免发生爆炸（图5-57）。

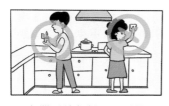 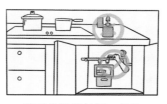 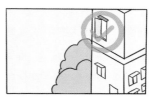

电器开关勿触碰，严禁　　　及时关闭燃气阀，杜绝　　　打开门窗来通风，远离
明火来查验　　　　　　　一切明火源　　　　　　现场打电话

图 5-57　燃气泄漏处理措施

四、第一时间送医

急性一氧化碳中毒昏迷超过 4 h，即可引起严重的神经系统并发症和后遗症，严重时造成死亡。部分急性一氧化碳中毒患者经抢救后病情明显好转，比如意识恢复正常、中毒症状缓解，但持续一段时间后（一般为 2～60 d，医学上称为假愈期），再次突然表现出挤眉弄眼、摇头耸肩、甩手点头、踢腿扭动身体、爱说脏话、精神异常、痴呆等一些神经性功能障碍，病情反而加重了，出现迟发性脑病。这种疾病发病机制目前尚不能解释清楚，但明确的是一旦出现，它的治疗效果差，治疗周期长，而且后遗症严重，其最关键在于早期防治。

一氧化碳中毒后越早进行有效氧疗越好，接受氧疗时间长度视中毒情况而定，应持续关注中毒后的症状。有研究报道发现，高压氧治疗可快速有效地为组织提供氧气，有效地纠正或预防一氧化碳中毒所致的脑损伤，预防并降低这种疾病发生的可能性，提升患者预后。高压氧也是目前临床治疗一氧化碳中毒迟发性脑病的主要治疗方法。由于发生一氧化碳中毒的时间和浓度不能确定，所以一旦发生一氧化碳中毒，都应第一时间送医或求医，到医院接受专业治疗，不可自行主观判断，或道听途说的经验介绍，以免造成不可挽回的后果。

五、为什么说一氧化碳是"隐形杀手"？我们应该怎样识破它的伪装呢

氧气在吸入人体后，通过与血液中的血红蛋白结合被输送到各个组织器官以维持机体功能。但是一氧化碳与血红蛋白的亲合力比氧与血红蛋白的亲合力高 200～300 倍，所以一氧化碳更加容易与血红蛋白结合，形成碳氧血红蛋白，持续吸入一氧化碳就会使血红蛋白慢慢丧失携带氧气的能力和作用，从而导致吸入者出现缺氧现象，最后影响心脑等重要脏器的功能，以致危及生命。

作为普通老百姓，发现下列情况要警惕煤气中毒的发生：

1. 一氧化碳是含碳物质未经过充分燃烧的产物，刚刚生着的煤炉、使用潮湿的煤、未燃尽的炉灰、封火时最容易产生一氧化碳，如再加上通风不良，此时很容易发生煤气中毒；或者冬天在门窗紧闭的小车内连续发动汽车，或为取暖停车不熄火时，均易导致一氧化碳中毒。

2. 煤气罐、煤气灶、热水器等的接口用久了接触不良，造价便宜、生产不规范的灶具管道等可能不达标，管道容易松脱、老化、破裂，或出现开关异常。长时间停火不用的烟囱、火炕、烟筒可能发生漏气、堵塞，在生火前，确保结构严密、排烟顺畅。根据风向确定排烟方向，外接弯头，防止倒灌风。

3. 煤气炉周围放置易燃品。在室内使用煤气或煤炉取暖、火锅或烧烤，且门窗紧闭。热水器安装于密闭浴室或通风不良处，且为正确安装或使用抽风设备。

4. 自动点火的煤气炉在连续未点燃时紧接着再点火。

5. 厂矿单位等工人在工作时为正确执行安全生产操作流程，发生一氧化碳泄露等。

六、预防煤气中毒的重要措施

预防煤气中毒的措施见图 5-58。

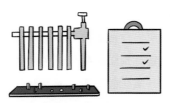

每年定期检查供暖、热水器和燃气、油、煤设备

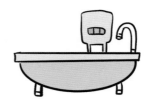

不要在家里、地下室、车库等通风差的地方使用汽油、煤炭等燃烧设备

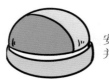

安装CO检测器，并及时检修

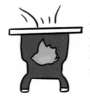

室内不要使用煤气加热，不要用通风不良的炉子燃烧任何东西

图 5-58 预防煤气中毒的措施

第七节 食物中毒

病例分享：美味"食"光，上吐下泻，小心食物中毒。

入夏以来，天气越来越热，遇上假期，小陈兴奋地邀上亲朋好友在小排档一聚，鱼、肉、生鲜，丰盛的菜肴，配上美酒，好不尽兴！没料到，回家后一家人就开始上吐下泻，"闹肚子"了。急忙到医院检查，才知道是吃了被沙门菌污染的食物，引起了食物中毒！经过几天的抗感染、补液等对症治疗，一家人才转危为安。

食物中毒，就是摄入了"有毒有害的食物"，这些食物本身含有毒素，或者是被细菌、真菌等微生物及其毒素污染，也有可能是被某些毒物污染的食物。人一旦误食，就会引起急性中毒性疾病，表现为腹痛、上吐下泻等胃肠道反应，如果毒物吸收进入血液，还会损害肝脏、肾脏等全身脏器，严重的可导致生命危险。根据食物中毒的病因，分为细菌性食物中毒、真菌及其毒素食物中毒、有毒植物中毒、有毒动物中毒、化学性食物中毒 5 个类型。其中以细菌性食物中毒最常见。

一、第一时间识别

进食后几分钟到几小时，出现恶心、呕吐、腹痛、腹泻等急性胃肠道症状，且有急性起病、群体发病的特征，应考虑食物中毒。需要注意的是，急性胃肠炎、伤寒、食物过敏、寄生虫病等都不属于食物中毒。

如果出现以下症状，也不容忽视，如小便发红，皮肤巩膜发黄，口唇、指甲及全身皮肤青紫，头晕乏力，嗜睡，四肢麻木等，也是中毒的表现。

二、第一时间应对

1. 轻症患者，先自救。

（1）催吐：立即终止接触毒物，对中毒不久，无呕吐，或想吐却吐不出来的患者，可用手指、筷子、压舌板等，刺激咽部，引起反射性呕吐（图 5 - 59）。刺激前先让患者饮下 300～500 mL 的温开水，吐完后再饮水。直到吐出澄

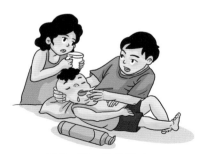

图 5 - 59　手指催吐

清的液体为止。经催吐初步处理后，应送医院进一步治疗。此方法适用于症状较轻的清醒患者。

（2）导泻：吃下食物超过 2～3 h，精神较好者予以导泻排毒。可用大黄、番泻叶煎服或用开水冲服。此方法一般用于体质较好的年轻人，小孩和老年人慎用。以免造成脱水或电解质紊乱。

（3）中和解毒：误食碱性毒物中毒时，可口服食醋等酸性溶液来中和毒物。还可以服用牛奶或蛋清，以减轻毒物对胃黏膜的刺激。

2. 中毒症状较重或上述急救方法无好转时，应尽快到医院救治。

3. 自救的同时需完成下列工作

（1）保留好剩余的食品。

（2）尽可能保存一点患者的呕吐物和大便。

（3）向当地的卫生防疫部门报告。

三、第一时间就医

中毒症状较重的患者，应尽快送去医院治疗。可采用催吐、洗胃、导泻、灌肠等方法迅速排出尚未吸收的毒物（图 5－60）。

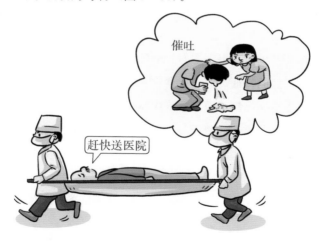

图 5－60　尽快就医

1. 催吐　剧烈呕吐患者不需要再催吐。昏迷患者不宜催吐，以免呕吐物堵塞气道。

2. 洗胃　应尽早进行，一般在中毒 6 h 以内。

3. 遵医嘱使用解毒剂及对症治疗。

四、就诊时应向医生提供以下资料

1. 有什么症状？从什么时候开始？出现的时间、频率、变化情况怎么样？

2. 就诊前进食了什么食物？食物种类及进食时间？有无其他人发病？

3. 有没有进行过治疗？服用了哪些药物？服用时间及效果如何？

4. 是否做了相关检查？是否有食物、呕吐物或大便培养？

就诊时提供准确的病史资料，有利于医生迅速做出判断，及时采取有效的治疗措施。

五、避免病从口入，保卫健康餐桌

这些暗藏毒物的食物（图 5 - 61），是你不忍离弃的桌上客吗？

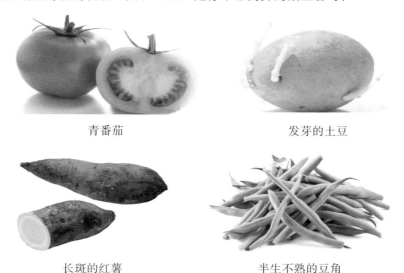

青番茄　　　　　　　　　　　　　发芽的土豆

长斑的红薯　　　　　　　　　　　半生不熟的豆角

图 5 - 61　暗藏毒物的食物

六、小卫士"毒"家揭秘，防毒来支招

民以食为天，食以安为先。健康又美味，安全第一位！

1. 不吃生的鱼肉等食物，生吃瓜果要洗净，不喝生水。不吃变质、腐烂的食品，剩菜、剩饭应充分加热后再食用。

2. 不食用过期的食品、发霉的甘蔗、玉米、花生、小麦等。

3. 泡发木耳、银耳、蘑菇、干菜等，要先洗净食材表面，选用干净的水和容器，且泡发时间不宜太长。高温季节，可放冰箱冷藏室低温泡发，泡发后一定要尽快吃完。

4. 食用野菜最好现采现吃，不宜久放。适量食用，不贪吃。卫生环境较差的区域，或可能被农药、废气、废水污染的野菜不要采摘。不认识、不熟悉的野菜（包括菌类）不采、不吃。

七、食品安全五要点，科学防护助健康（图 5-62）

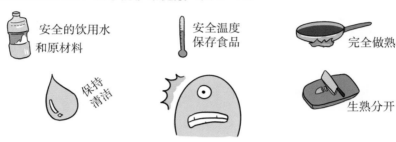

图 5-62　食品安全五要点

1. 保持清洁　勤洗手、餐具（碗筷、刀具、案板、抹布）要清洁。储存食物的地方要防虫、防鼠。

2. 食物生熟要分开　装生食物和熟食物的容器、菜板要分开，冰箱内储存生熟的食物要分区、分层放置。

3. 食物要烧熟煮透　食物中心温度至少达到 70 ℃，持续时间至少 1 min。

4. 在安全的温度下保存食物　温度在 70 ℃以上，4 ℃以下可抑制大部分致病微生物的生长。熟食在室温下存放不超过 2 h。易腐烂变质的食物应及时冷藏。

5. 使用安全的食物原料和水　选用新鲜卫生的食物，不吃超过保质期和变质的食物。使用符合安全标准的自来水冲洗蔬菜和水果。

第八节　吞食异物

病例分享：1 岁宝宝误服纽扣电池，小心危及生命

14 月龄的小喆是活泼好动的小男孩，平时对身边的事物都非常好奇，3 天前在午睡时趁妈妈不注意，将小夜灯内的纽扣电池抠了出来，误服了下去，家长发现后立即到当地医院就诊。3 天过去了，电池依旧未排出体外，经胃镜检查电池已不在上消化道。考虑到病情危急，建议转上级医院，遂来到某儿童医院就诊，行腹部立位片可见一枚纽扣电池位于空回肠部，予口服泻药，急诊留观，第 2 天仍未排出，随即在普外科手术下取出被吞服的电池。

吞食异物发生率 80% 是儿童，随着年龄的增大，孩子们的好奇心越来越强，对于感兴趣的物品，他们会先用眼睛看一看，用小手摸一摸，然后再用嘴巴尝一尝。但孩子在尝了某种异物后很可能会吞下去。这就可能会带来更大的危险。其次，精神病患者或某些特殊人群在精神症状或心理因素的支配下也会出现吞食异物的行为。

在被吞入的异物中，有小而圆的物品，如硬币、螺帽、玻璃球、纽扣等；有些是带尖刺的，如别针、铁钉、图钉、铁丝、鱼刺、玻璃、发卡、钥匙、体温表等；也有可能是某种液体，如洗衣液、沐浴液、洁厕液、消毒液等；还有一种特别的物品——电池。不同的异物，带来的危害也是不同的。2 cm 以下小而圆的物品，如药片、纽扣、小硬币、玻璃球、螺帽、小钢球等，如果没有腐蚀性或毒性，吞食者不会出现什么明显症状，也有些可能会呕吐、流口水、呛咳等，但总体上，这类异物基本能通过消化系统排出。但这类物品中也有例外，就是磁铁，不少玩具上带有小磁铁，如果一前一后误吞两块，也是很危险的，因为两块磁铁会相互吸引，导致被夹在中间的肠壁穿孔。那些带尖刺的异物，几乎肯定会给吞食者带来伤害。入口时可能会划伤嘴唇和口腔；吞咽时可能会卡在食管上，造成食管穿孔、脓肿，甚至导致致命的食管主动脉瘘；进入胃肠以后，还有可能造成消化道出血或穿孔。吞食电池，危险程度也很高。电池在消化道中被能导电的食物和消化液的混合物浸泡包裹后，形成闭合电路，很快就会产生大量的热量，有可能造成消化道穿孔。

一、第一时间识别

吞食异物后，因异物不同、吞食者年龄不同，出现的反应也不一样。小而圆的物品，吞食者可能没有明显反应；稍大一些的物品，有可能会卡在食管上括约肌部位，造成吞食者进食困难；如果是较尖锐的物品，年龄小的吞食者可能会呕吐、大哭，年龄大能表述的可能会诉说疼痛部位，还可能会导致腹腔感染、胃穿孔或肠穿孔，其主要症状多表现为恶心、腹部疼痛、大便发黑、呕血等。

异物吞食的确诊并不困难，可行 X 线或 B 超检查，对于儿童来说，最大的问题是父母没有这方面的意识，忽略了孩子的异常信号，造成延误，给儿童带来更大的痛苦。父母细心观察非常重要。尤其是还不会说话的小宝宝，如果出现干呕、流泪、哭泣，感觉好像被什么东西卡住了，就要想到孩子可能是吞入了异物；如果发现孩子嘴唇或口腔有出血现象，更要警觉孩子是否吞进了尖锐物品；其他异常现象包括呻吟、表情痛苦、呆滞等，都要引起足够的警惕；年龄大的儿童会哭诉，告诉父母自己刚刚吃进了什么，更易于确认。

二、第一时间应对

首先，观察吞食者的状态。如果看上去呼吸还正常，嘴角口腔没有血迹，没有呕吐、咳嗽等情况，喝水、说话也无异常，那就不必过分紧张，安抚其情绪，确认吞食者吞进去的是什么。如果异物卡在咽喉或气管处引起窒息时，可以采用海姆立克急救法，它是公认的用于救治吞食异物患者最有效的方式。只要吞食者意识清醒，就可以采用，具体救治方法详见第三章第一节"海姆立克急救法"相关内容。需要注意的是，吞食者陷入昏迷后，救治者应立即停止此救治方法，马上就医，再实施其他方法。

如果吞食者能表达，询问他吞进去的异物是什么；如果不能表达或拒绝表达，家属要仔细回忆当时的场景，查看什么小的、碎的物品不见了，借此来确认。如果确认为小而圆的物品，那就不用太担心，此后几天注意观察吞食者的情况，等待排出，没有异常即可放心。如果确认吞进去了某种尖锐的物品，不论是别针还是玻璃等，不要耽搁，带其去医院，有经验的医生会根据具体情况来确定如何处理。可能会拍片，通过内镜取出，严重情况下，甚至可能需要通过手术取出。如果确认吞进去的为电池，也要立即去医院，电池只需要 2 h 即可能造成吞食者胃穿孔。如果物品虽是圆形的，但个头较大，如 1 元硬币，会较难通过食管或胃肠道，有可能嵌顿在胃肠道的某一部位，因此，也需要尽快去医院就医。

三、第一时间就医

如果使用各种急救方法都没有任何效果，救治者要及时拨打"120"急救电话求助。

若医生评估为可自行排出的异物，遵医嘱尽快给吞食者食用高纤维的蔬菜，如韭菜、芹菜等，其目的是通过胃肠蠕动，使纤维裹住异物，以防异物对胃肠壁的损伤刺激，同时促进肠蠕动。食用时粗略咀嚼即下咽，可同时给予缓泻剂，以利于异物排出。如吞食者咬碎体温表并吞食水银，应让其立即吞食蛋清和牛奶。自吞食异物起，要对吞食者每次的大便进行仔细检查，直到找全异物为止，胃肠黏膜损伤、有腹部症状的可遵医嘱服用护胃药（如质子泵抑制剂），以保护胃黏膜。注意观察药物的疗效和不良反应。病情观察是预防并发症的重要措施，严密观察吞食者的生命体征，注意有无发热；观察腹部情况，询问有无腹痛以及腹痛的部位、性质，注意有无压痛、反跳痛等；观察有无内出血症状，如腹胀、四肢发冷、出汗等，并及时通知医生，做好术前准备。

四、如何预防异物吞食

要防范吞食异物，对于幼儿关键是减少家中可能接触到的异物，其次是孩子稍大后，要教会其辨识物品。平时，做父母的一定要细心收拾好各种小零碎物件，把它们藏在孩子拿不到的妥当位置；如果藏好后还担心他会找出来，就放在柜子里锁好，需要时再取用，用后要锁好。玩具上如果有容易脱落的小零件，一定要处理好；质量可能有问题的玩具，宁愿清理掉也不要给孩子玩。药品要放在孩子看不见、够不着的地方，最好能上锁；如果吃药时正好有急事要走开，哪怕是一小会儿，也要先将药品放到安全的地方；要保持药品完整的外包装，散装的药要装在瓶子里，贴上标签；过期的药要及时清理；喂孩子吃药时，不要骗他说是吃糖，孩子会真的以为是糖果而随意吃。化学用品、化妆品、洗涤用品要放在孩子拿不到的地方，使用后及时放好。尤其是强酸、强碱类的化学洗涤剂，如洁厕灵，一旦宝宝误食会造成相当严重的后果，一定要严密防护；最好不要买那些造型漂亮、有香味的香皂，以免吸引孩子误食。平时看护好孩子，发现他将不能吃的物品放入口中时，要及时纠正并告诉他这些东西不能吃；如果发现有小零碎物品不见了，要警惕是否被孩子吞进去了。4 岁以后，要让他逐步学会分辨这些东西，理解有些东西为什么不能碰，有些东西为什么不能吃，了解这些东西是做什么用的。

对于患有精神疾病的特殊人群，积极治疗精神疾病是防止吞食异物行为发生的根本措施，勤查异物是避免吞食异物行为发生的有力保证，加强环境设施管理是防止吞食异物行为发生的有效方法，日常生活中多注意周围环境物品是否保持完好，及时查找遗失和损坏物品，所到之处不能存放可供患者自杀的工具及危险物品，严防各种异物流入患有精神疾病的特殊人群手中，努力营造安全舒适的居住环境。

第九节　猫狗咬伤

病例分享：被宠物咬伤，只需处理伤口吗？

　　李奶奶给家里的宠物狗喂食，发现狗吃的时候将狗粮撒得到处都是，于是就把狗粮捡起来准备丢回狗盆中，结果狗以为是要和它争食，狠狠的咬住李奶奶的手，还好家人马上制止了，狗才松开，李奶奶的右手拇指和食指已经鲜血淋漓。李奶奶对伤口进行消毒包扎就以为安然无恙了，儿子回家知道后赶紧带她到医院处理，医生告诉他们必须接种狂犬疫苗。

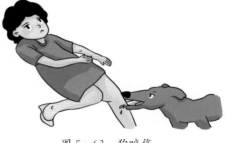

图 5 - 63　狗咬伤

　　被猫、狗咬伤（图 5 - 63）、抓伤后最大的危险是有狂犬病暴露风险，即有被传播狂犬病的风险。狂犬病是一种由狂犬病毒引起的人畜共患传染病，死亡率高达100%。它在全球广泛分布，每年约有60 000人死于狂犬病，是致死人数最多的动物源传染病，每年因此引发的经济负担约为40亿美元，是目前重要的公共安全卫生威胁。

　　我国狂犬病发病率仅次于印度，2004—2014 年数据统计，狂犬病死亡人数一直高居我国传染病死亡数的前 3 位，每月都有狂犬病病例报道，其中夏秋季节高发，发病高峰为 8 月，且病例呈现"三多"的特征：农村病例多，男性多于女性，15 岁以下儿童及 50 岁以上人群发病较多。

一、第一时间识别

　　1. 人被动物（尤其是被狂犬、疑似狂犬或者不能确定是否患有狂犬病的动物，通常猫狗多见）咬伤、抓伤、舔舐黏膜或者破损皮肤处。

　　2. 身体开放性伤口、黏膜直接接触可能含有狂犬病病毒的唾液或者组织。

　　3. 罕见情况下，可以通过器官移植或吸入气溶胶而感染狂犬病病毒。

　　症状以外伤为主，可有出血、疼痛、局部肿胀、发热等症状，严重者可发生狂犬病。

狂犬病在临床上可表现为狂躁型或麻痹型。狂躁型以意识模糊，恐惧痉挛，自主神经功能障碍（如唾液分泌增多、瞳孔散大等）为主要特点；麻痹型患者意识清楚，进行性对称性麻痹，四肢软瘫。一般均伴有高热，叩诊肌群水肿和尿失禁。

二、第一时间应对

1. 仔细检查暴露部位皮肤有无破损，当肉眼难以判断时，可用乙醇擦拭暴露处，如有疼痛感，则表明皮肤存在破损，评估受伤部位及程度、暴露级别和全身情况。

2. 如有大出血（大血管破裂）立即用干净的毛巾、纱布按压局部，如能判断为大血管出血，立即按压血管的近心端，情况危急立即拨打"120"急救电话。

3. 局部伤口处置：充分清洗伤口，用肥皂水和流动水交替清洗 15 min，之后可用聚维酮碘涂抹消毒伤口（图 5‑64）。

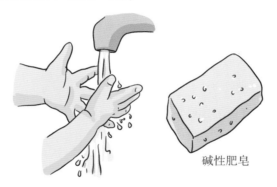

碱性肥皂

图 5‑64　肥皂水和流动水交替清洗

4. 抬高患肢。

5. 立即到附近的动物致伤门诊规范就医，进行免疫处置（图 5‑65）。

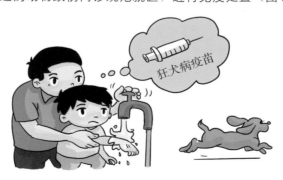

狂犬病疫苗

图 5‑65　免疫处置

三、第一时间送医

发生动物致伤后最重要的是第一时间送医,由专业的医护人员根据伤口分级进行伤口处置和规范免疫(表 5 - 1)。

表 5 - 1　动物咬伤处置

暴露类型	接触方式	暴露程度	暴露后免疫预防处置
Ⅰ	符合以下情况之一者: 1. 接触或喂养动物 2. 完好的皮肤被舔舐 3. 完好的皮肤接触狂犬病动物或人狂犬病病例的分泌物或排泄物	无	确认接触方式可靠,则不需处置
Ⅱ	符合以下情况之一者: 1. 裸露的皮肤被轻咬 2. 无出血的轻微抓伤或擦伤	轻度	1. 处理伤口 2. 接种狂犬病疫苗
Ⅲ	符合以下情况之一者: 1. 单处或多处贯穿皮肤的咬伤或抓伤 2. 破损皮肤被舔舐 3. 黏膜被动物唾液污染 4. 暴露于蝙蝠	严重	1. 处理伤口 2. 注射狂犬病被动免疫制剂(狂犬病人免疫球蛋白) 3. 注射狂犬病疫苗

四、第一时间预防

1. 增强自我保护意识,尽量避免近距离接触不熟悉的猫狗或者流浪猫狗。

2. 文明养狗,给宠物规范注射疫苗,豢养宠物需要熟悉宠物的习性,耐心培养宠物的认知意识,降低攻击性和不良抓咬行为。

3. 做好防止猫狗致伤的物理防护:笼养、勤剪指甲、衣服防护、遛狗牵绳等。

4. 不要让低龄孩子与宠物独处,不要让孩子和狗玩攻击性或者有恐慌情绪的游戏。

5. 在狗狗进食、照顾小狗、睡觉时不要挑逗它,尤其是大型犬。

五、处理误区

1. 没有用肥皂水就直接给伤口涂乙醇、聚维酮碘等消毒剂。

正确处理：需要先用肥皂水彻底清洗伤口 15 min 以上，在动物致伤门诊医生判断后方可进行进一步处理。

2. 听信民间偏方，涂牙膏、酱油等。

正确处理：这些对于动物伤口不仅没用，反而影响医生对伤口的判断，增加感染概率。

3. 去追打狗，相信把狗打死就不会发病的。

正确处理：不仅没用，反而影响送医时机。

4. 自己用肥皂水冲洗后，不去规范动物致伤门诊注射疫苗的。

正确处理：伤口冲洗仅仅是第一步，伤口冲洗深度、时间有专业要求，且冲洗后的免疫处置至关重要。

5. 以为自家狗狗注射了疫苗，被它咬伤抓伤没事的。

正确处理：狗狗打疫苗仅仅保护狗，并不代表被它抓伤咬伤没有致病风险。

6. 咬伤需要处理，抓伤不需要处理的。

正确处理：抓伤、咬伤为同样的致病概率。

7. 认为宠物只是舔了自己（即便皮肤上有伤口），没有咬就不用打疫苗。

正确处理：如果皮肤上有伤口，被动物舔到，同样需要规范处置。

8. 没有出血就不需要处理。

正确处理：由于人的皮肤结构，如果损伤没有到达真皮下就不会出血，但是皮肤上已经存在伤口，给狂犬病毒入侵提供了入口。所以，没有出血也需要处理。

第十节　蛇咬伤

病例分享：行走在草丛中，一阵钻心的痛，是被蛇咬伤了吗？

近来烈日似火，大地像蒸笼一样，热得使人喘不过气。张大婶一大早就出门在田间劳作，突然见她神色慌张地跑到村口，右手紧握左手。村民们赶紧跑上前询问怎么了，原来张大婶左手被蛇咬伤，左手即刻肿胀，肿势迅速向上延伸。只见张大婶用力挤出毒血，村民们连忙联系车辆送张大婶赶往就近的医院。据张大婶描述及临床检查，医生初步诊断为蝮蛇咬伤。

我国的蛇类有 160 余种，有毒蛇 50 种，有剧毒危害巨大的约有 10 种。我国每年被蛇咬伤约 10 万人，死亡率 5%～10%，以南方为多，多发生于 4～10 月，尤其是两广地区，每年蛇咬伤的发病率约为 0.25%。常见毒蛇为蝮蛇、眼镜蛇、眼镜王蛇、金环蛇、银环蛇、五步蛇、竹叶青蛇等，山区最为常见，毒海蛇分布于近海地区。

一、第一时间识别

第一时间识别有毒蛇与无毒蛇以赢得抢救时间，为医生的快速诊断提供依据。

1. 神经毒　主要见于银环蛇、眼镜蛇和海蛇。咬伤处轻微麻木感，肿胀不明显，可见齿痕，一般无渗出。全身症状在咬伤后 0.5～3 h 出现。首先头面部肌肉受累表现眼肌麻痹、眼睑下垂、复视、吞咽困难、声音嘶哑、言语不清。最终引起呼吸肌麻痹、呼吸困难，甚至呼吸停止。

2. 血液毒　主要见于五步蛇、蝮蛇、烙铁头和竹叶青蛇。咬伤后 3～5 min 可以出现局部疼痛剧烈，红肿明显，并迅速向同侧肢体近心端蔓延，重者累及躯干。咬伤后 2 h 左右可出现畏寒、恶心、呕吐、头晕、心悸、胸闷及全身多处出血、黄疸、贫血等症状；可引起心律失常、血压下降、少尿、无尿；可因脏器出血，如脑出血、心力衰竭和急性肾衰竭、休克等导致死亡。

3. 混合性毒　主要见于眼镜王蛇，包括神经毒和血液毒，表现常以血液毒为主，也会有神经毒性反应。中毒后发病较急，局部和全身症状均较重，对神经、神经肌肉传导、血液和循环系统均有损伤，可因呼吸肌麻痹、循环衰竭、肾衰竭而死亡。

二、第一时间应对

1. 保持镇静　伤员切勿惊慌、乱跑，应就地休息，减少体力活动，伤肢制动（图 5‐66）。

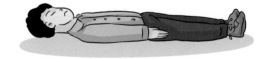

图 5‐66　就地休息、限制活动

2. 结扎伤肢　用布条、绳、各种系带或止血带于伤口近心端 3 cm 左右处或距离伤口处上一个关节的相应部位结扎（图 5‐67），以阻断静脉和淋巴回流，防止毒素扩散，同时注意每 15～20 min 放松 1～2 min，以免血液循环障碍导致肢体坏死。

一般结扎时间不超过 2 h。

3. 冲洗切开伤口　立即用自来水、冷开水、盐水、肥皂水、3%过氧化氢溶液或 1∶5000 高锰酸钾溶液冲洗伤口（图 5 - 68）。局部消毒后，以牙痕为中心作"＋"字或放射形切口，深达皮下，使含毒淋巴液和血液外流，并做创口冲洗和负压吸引，使肢体处于低垂位置。

4. 立即送医。

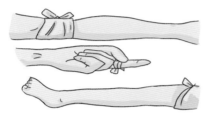 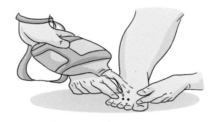

图 5 - 67　结扎伤肢　　　　　图 5 - 68　冲洗切开伤口

三、第一时间送医

被毒蛇咬伤后要争分夺秒抓住最佳救治时间，一旦错过"黄金一小时"，患者可能有性命之忧。入院后采取的治疗措施：

1. 抗蛇毒血清　是中和蛇毒的特效解毒剂。

（1）精制抗蝮蛇毒血清：1 次 8000 U 加生理盐水 20 mL 缓慢静脉注射或静脉滴注，严重者 4 h 可重复。使用精制抗蝮蛇毒血清前地塞米松 5 mg 肌内注射，防止过敏。

（2）精制抗五步蛇毒血清：一般用 10000 U 加生理盐水 20 mL 静脉注射；皮试阳性或可疑阳性者，可用 5%葡萄糖注射液 500 mL 加地塞米松 5～10 mg 加抗蛇毒血清 1 mL 缓慢静脉滴注 30 min 左右，如无反应再加入全量抗蛇毒血清静脉注射。

2. 蛇药　上海蛇药对蝮蛇、眼镜蛇、竹叶青蛇等毒蛇咬伤效果较好，首剂 10 片，以后每隔 4 h 服 5 片，3～5 d 为一个疗程，重者可加量。具有解蛇毒、消炎、强心、止血及利尿等功效。南通蛇药对各种毒蛇咬伤均有效，首剂 20 片，每隔 6 h 服 10 片，具有清热解毒、止痛消肿的功效。

3. 激素的应用　糖皮质激素对减轻中毒反应和组织损伤有较好作用。

4. 全身支持疗法　毒蛇咬伤后的数日内病情较重，有明显中毒症状，常伴有不同程度的水、电解质紊乱和休克，严重者会出现呼吸衰竭、心力衰竭、急性肾衰竭、溶血性贫血。因而积极的全身治疗及纠正主要脏器的功能是重要的。血压低时应及时给予输血和补液，抗休克治疗，呼吸微弱时给予呼吸兴奋剂和吸氧，必要时进行辅助性呼吸。肾上腺皮质激素及抗组胺类药的应用，对中和毒素和减轻毒性症状有一定的作用。全身抗感染药对防治局部组织的坏死是重要的，常规注射 TAT 以预防破伤风的发生。

5. 中药疗法　出现瘀斑或口鼻出血时，宜清热凉血、解毒祛瘀。水牛角（研末冲）18 g，生地黄 12 g，赤芍 9 g，牡丹皮 9 g，黄连 3 g，栀子 9 g，金银花 12 g，射干 6 g。水煎服。

出现高热神昏，惊悸抽搐时，宜清热解毒镇静。蝉蜕 6 g，白僵蚕 9 g，全蝎 3 只，蜈蚣 2 条，半边莲 15 g，龙胆 6 g，白菊花 6 g，川贝 9 g，生甘草 3 g，重楼 9 g。水煎服。

呕吐者加生姜 15 g，姜半夏 6 g；小便不利者加车前子（包煎）15 g；便秘者加大黄（后下）9 g 或内服牛黄清心丸。

四、教你分辨有毒蛇和无毒蛇

1. 看蛇的头部　毒蛇的头部呈三角形，眼睛的后一半有明显的隆起，其中是毒蛇的毒腺和毒牙。无毒蛇的头部呈椭圆形，眼睛的后一半隆起的程度并不十分明显，其中没有毒腺和毒牙（表 5-2，图 5-69）。

表 5-2　有毒蛇和无毒蛇咬伤区别

区别	毒蛇	非毒蛇
牙痕	2 个针尖大牙痕	2 行或 4 行锯齿状浅小牙痕
局部伤口	水肿、渗血、坏死	无
全身症状	神经毒	无
	心脏毒和凝血障碍	无
	出血	无
	肌毒	无

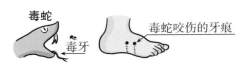

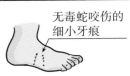

图 5-69　有毒蛇和无毒蛇鉴别

2. 能够卷曲 毒蛇经常会卷曲自己的身体，行动比较缓慢，具有很强的攻击性。而无毒蛇一般不会卷曲身体，行动速度比较快。

3. 体表颜色 除蝮蛇以外大多数毒蛇体表颜色和斑纹比较鲜艳。而大多数的无毒蛇体表颜色和斑纹不太鲜艳。

4. 看尾巴 多数毒蛇的尾巴比较短，并且很粗，一些毒蛇的尾巴呈现出侧扁的形状。而大多数的无毒蛇尾巴比较长，并且比较细。

5. 性情 毒蛇的性情比较凶猛，而无毒蛇的性情比较温和。

五、教你如何自救

蛇咬伤后自救方法见图 5 - 70。

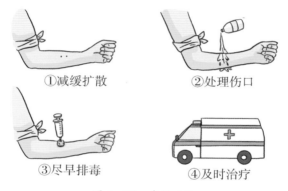

①减缓扩散　　②处理伤口

③尽早排毒　　④及时治疗

图 5 - 70　自救方法

六、我国常见的毒蛇形状，你了解吗

1. 蝮蛇 我国常见的毒蛇，也是造成毒蛇咬伤致死最多的毒蛇（图 5 - 71）。

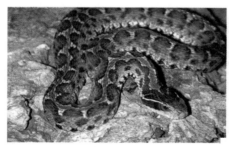

短尾腹（白眉蝮蛇）

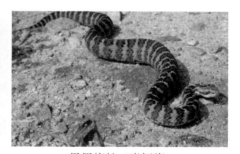

黑眉蝮蛇（岩栖腹）

图 5 - 71　蝮　蛇

2. 眼镜蛇（图 5 - 72） 眼镜蛇的噬咬可以致命，取决于注入毒液量的多少，毒液中的神经毒素会影响呼吸，需要立即进行专业处理，尽管抗蛇毒血清是有效的，但也必须在被咬伤后尽快注射。如医治无效，患者多于咬伤之后 6～12 h 死亡，死因多为呼吸肌麻痹窒息而亡。

3. 眼镜王蛇（图 5-73）　相比其他眼镜蛇性情更凶猛，反应也极其敏捷，头颈转动灵活，排毒量大，是世界上最危险的蛇类之一。

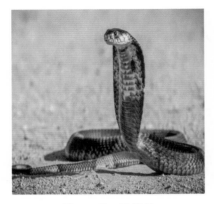

图 5-72　眼镜蛇

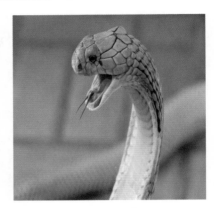

图 5-73　眼镜王蛇

4. 金环蛇（图 5-74）　金环蛇和其他环蛇属的蛇一样，动作缓慢，不爱攻击人类，主要以小型脊椎动物为食。

5. 银环蛇（图 5-75）　中国毒性最强的蛇，银环蛇毒液致死量仅 0.08 mg，好在这种毒蛇是比较罕见且害羞的，不轻易攻击人类。

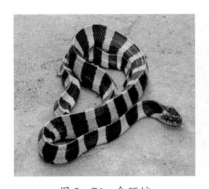

图 5-74　金环蛇

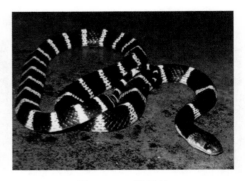

图 5-75　银环蛇

6. 蝰蛇（图 5-76）　毒液以神经毒为主，也含血循毒。在我国主要分布于台湾、福建、广东、广西等省区。

7. 五步蛇（图 5-77） 毒液是以蛋白质构成的溶血毒素，有强烈的出血性。

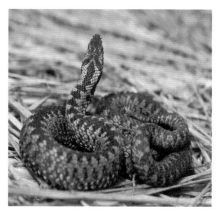

图 5-76 蝰 蛇

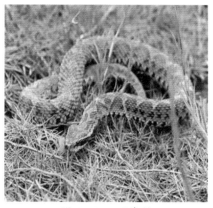

图 5-77 五步蛇

8. 竹叶青蛇 竹叶青蛇（图 5-78）是世界十大最致命生物之一，产生的毒素是血循毒。血循毒种类多，成分复杂，以心血管和血液系统为主，产生多方面的毒性作用。

七、外出郊游，如何预防蛇咬伤

1. 在郊外行走或休息时，最好拿竹棍在草丛里敲打几下，以驱赶毒蛇，即"打草惊蛇"（图 5-79）。

2. 在深山作业执勤时要穿长裤、鞋袜等，

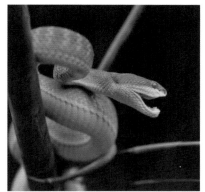

图 5-78 竹叶青蛇

最好穿上长靴，夜间要带上照明工具，以防咬伤。

3. 外出人员应该备好防蛇药。雄黄粉、硫黄粉各 2 份，冰片 1 份，姜粉 3 份。共研为末，佩戴于身上可逐蛇类，蛇类嗅到药味便会逃避之。

4. 野外露营选择营地时，要避开草丛、石缝、树丛等阴暗潮湿地。露营时应将附近之长草、泥洞、石穴清除，撒上蛇粉或者硫黄粉，以防蛇类躲藏；也可以在营地周围一圈用工具翻挖小洞。

5. 一旦发现有蛇，也不要惊慌，更不要试图去伤害它。大部分毒蛇只有在感到威胁时才会主动攻击，因此看到蛇还是远远地避开为好。若被蛇追逐时，应向山坡跑，或忽左忽右地"之"字形转弯跑（图 5-80），切勿直跑或直向下坡跑。

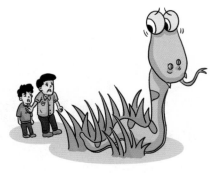

图 5-79 "打草惊蛇"

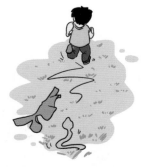

图 5-80 "之"字形转弯跑

第十一节　昆虫蜇伤

蜂蜇伤

病例分享：两个患者　一生一死！

2020 年 9 月 30 日、10 月 2 日某医院收治了 2 个蜂蜇伤的老年男性患者，一生一死。9 月 30 日收治的蜂蜇伤患者，陈某某，61 岁，蜂蜇伤致头部等全身多处疼痛 3 h。头面部及四肢多处可见针刺样伤口，未见明显针刺存留，针刺伤口处皮肤颜色稍暗，周围组织稍红肿，压痛明显，全身皮肤未见明显红疹。10 月 2 日收治的蜂蜇伤患者，李某某，79 岁，蜂蜇伤 7 h。头部、腹部、腰部、四肢均可见蜂蜇伤痕迹，未见明显蜂刺残留，腹部伤口周围皮肤红肿，四肢轻度凹陷性水肿。入院后均第一时间给予心电监测，吸氧，地塞米松＋异丙嗪＋葡萄糖酸钙抗过敏，呋塞米利尿，复方甘草酸苷护肝，大剂量维生素 C 抗氧化，奥美拉唑护胃，扩容补液等对症支持治疗；陈某某于第 3 天康复出院，李某某入院当天抢救无效死亡。

蜂蜇伤分为蜜蜂蜇伤（尾刺刺入皮内，图 5-81），黑尾和金环胡蜂蜇伤（尾刺有概率被刺入皮内，图 5-82），黄蜂和马蜂蜇伤尾刺不进入皮内。皮肤被刺伤后立即有灼痒和刺痛感，不久局部红肿，发生风团或水疱，中央被蜇伤处有一瘀点，数小时后自行消退，无全身症状。如多处被蜇伤，可产生大面积显著的水肿，有剧痛。如眼周围被蜇伤会使眼睑高度水肿。口唇被蜇，口腔可出现明显的肿胀或伴发

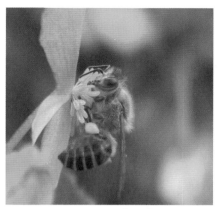

图 5‑81　蜜　蜂

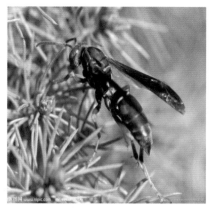

图 5‑82　胡　蜂

全身性风团。严重者除有局部症状外还出现不同程度的全身症状，如畏寒、发热、头晕、头痛、恶心、呕吐、心悸、烦躁或出现抽搐、肺水肿、虚脱、昏迷或休克，常于数小时内或经数日后死亡。因此，遇有蜂蜇伤出现全身症状者要及早进行治疗。国内黄蜂蜇伤发生过敏性休克死亡已有数例报道，还有报道蜂蜇伤发生血红蛋白尿引起肾衰竭的病例。

一、第一时间识别

快速识别蜂蜇伤：

（1）有蜂蜇史。

（2）多发生在暴露部位。

（3）局部红肿、中心可见黑色蜇伤点、瘙痒；严重者可出现全身大面积皮疹、头晕、头痛、呼吸困难等全身症状（图 5‑83）。

图 5‑83　局部红肿

二、第一时间应对

1. 如果患者意识清醒，请按照以下步骤对其进行施救（图 5‑84）：

（1）捆扎：在蜇伤处靠近心脏侧一横掌处（即蜇伤部位上方四指宽处，约 10 cm）进行环形捆扎（图 5‑85），捆扎物不宜过紧过细。捆扎时要注意，每 15 min 松开 1 min，且捆扎总时长不超过 2 h。

（2）挑刺：仔细检查患者被蜇伤处是否有残留的毒刺或毒腺，如果有可用针挑出或用卡刮出（图 5‑86）。

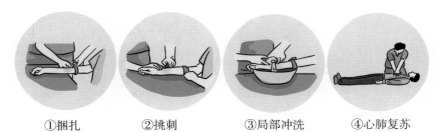

①捆扎　　　②挑刺　　　③局部冲洗　　　④心肺复苏

图 5-84　蜂蜇伤四步急救法

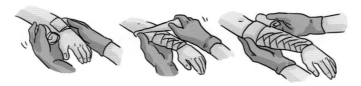

图 5-85　捆扎方法

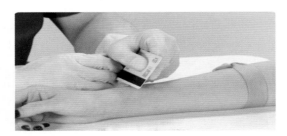

图 5-86　用卡刮出毒刺或毒腺

（3）局部冲洗伤口：对患者伤处进行针对性清洗，如果是被蜜蜂蜇伤，因其毒液为酸性，所以建议用碱性的肥皂水清洗；如果是被马蜂蜇伤，因其毒液为碱性，所以用食醋清洗并湿敷（图 5-87）。

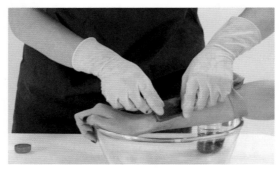

图 5-87　局部冲洗伤口

2. 如果患者意识丧失，且呼吸心搏停止，应立即行心肺复苏术，并拨打急救电话"120"（具体请参照心搏骤停急救法）。

三、第一时间送医

被蜜蜂蜇了预示着福运只是迷信的说法，实际上根本就不存在所谓的福祸，原因是蜜蜂蜇人仅仅只是为了自保，且蜇人后蜜蜂自己很快便会死亡，另外，被蜜蜂蜇伤虽然不像被马蜂蜇伤那样严重，但被蜇处疼痛、红肿、瘙痒一段时间也是在所难免的，若患者多处被蜇伤，并出现头晕、头痛、呼吸困难等全身症状时请第一时间就近就医，不可大意。若是被毒性强的马蜂及其他昆虫类蜇伤，不要犹豫，立即就近送往医院！

四、蜂蜇伤有多危险？这些知识，你一定要知道

蜂蜇伤轻者出现局部肿胀和疼痛，会出现皮肤的病变。蜂蜇伤后，对于毒性比较严重的蜜蜂，会导致患者出现皮肤溃疡、坏死，在后期愈合以后也会形成瘢痕，会引发严重的过敏，甚至出现慢性过敏，以后在出现被蜜蜂蜇的时候会导致更加严重的过敏，蜂蜇伤也会引起中枢神经损害和周围神经损害，例如肌肉痉挛、强直痉挛等后遗症情况。蜜蜂蜇伤之后的并发症有：伤口感染化脓、变态反应，严重者会造成过敏性休克甚至死亡。

五、如何预防蜂蜇伤

1. 野外作业时注意留心观察，避免在蜂巢附近活动。

2. 去野外尽量穿长袖衣裤，并戴帽子；避免深色、毛织品或表面粗糙的衣帽。

3. 在野外避免使用香味浓郁的化妆品，可适当涂抹防止蚊虫叮咬的药物。

4. 被蜂群攻击时，建议不要试图逃跑或反击，以免引起蜂群更多的攻击，应就地蹲下，用衣物遮盖裸露部位，耐心等待蜂群攻击平息后再离开。

隐翅虫蜇伤

病例分享：听信隐翅虫致死谣言　男子吓得自断手指

2016 年 4 月 27 日 18 时许，湖南常德澧县一男子用手指将一只隐翅虫碰碎，不慎沾上少许毒液。他想到自己在网上看到的有关隐翅虫毒液可致人死亡的文章，觉得自己也出现了类似的症状，情急之下，竟拿起菜刀将自己右食指砍下。随即，家人将男子送到医院救治。医生说，隐翅虫"含有剧毒致人死

亡",是典型的网络谣言。男子听了后悔不已。

隐翅虫(图 5 - 88)是甲虫的一种,隐翅虫可分泌强酸性毒汁,但其爬行时不分泌毒液,只有当虫体被拍击或压碎时才放出毒液。夏秋季节人们在户外活动时,有可能被隐翅虫侵犯,尤其是容易发生在暴露部位,开始多有异物感或虫爬感,搔抓或拍打则会使虫体释放毒液,2～4 h 后皮肤上会出现点状、条索状红肿,瘙痒并逐渐有灼痛感,约 12 h 左右局部会出现水疱,多是透明薄疱,偶有发展成脓疱或灰黑色坏死,周围皮肤可出现丘疹水疱,搔抓后会发生糜烂。一般病程为 1～2 周,皮损干燥脱痂而愈。视毒虫的种类、数目以及机体的反应不同,皮损及全身严重程度各异。轻者仅有红斑、红点,重者皮肤会发生大面积糜烂及坏死,甚至会有头痛、头晕、发热、恶心、呕吐等症状,须尽快到专科门诊就诊。

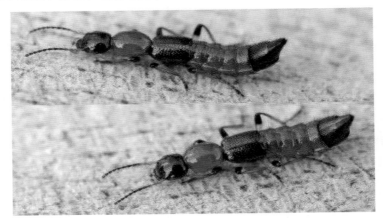

图 5 - 88　隐翅虫

一、第一时间识别

隐翅虫蜇伤皮损以面、颈、胸背及四肢暴露部位为主,表现为线状、斑片状或点状的水肿性红斑(图 5 - 89),其上分布密集排列的污黄色、白色的水疱或脓疱,线状皮损犹如竹签或指甲刮伤一样,形态多异而不规则。斑片状皮损与皮肤烧伤相似,皮损的长短、大小、多少不一,一般长的有 2～5 cm,最长的可达 10 cm 以上。

二、第一时间应对

1. 局部伤口处理,用清水或者碳酸氢钠的碱性水冲洗,伤口冲洗干净后让伤口暴露自行愈合。

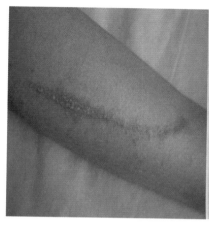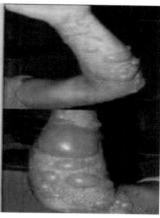

图 5-89 水肿性红斑

2. 抗感染治疗，局部涂抹莫匹罗星等消炎药膏，如果感染比较严重，可以服用抗菌药物进行全身治疗。

3. 抗过敏治疗，隐翅虫毒素可以引起部分人出现过敏现象，应及时去医院进行抗过敏治疗。

三、第一时间送医

当局部肿胀特别明显，有脸发热、脸肿、视物模糊、头晕、恶心等症状，严重时会引起过敏性哮喘发作危及生命，这时应及时去医院进行抗过敏治疗。

四、隐翅虫蜇伤有多危险？这些知识，你一定要知道

轻者仅有红斑、红点，重者皮肤会发生大面积糜烂及坏死，会有头痛、头晕、发热、恶心、呕吐等症状，严重时会引起过敏性哮喘发作危及生命。

五、如何预防隐翅虫蜇伤

1. 清除房屋四周的杂草、朽木、垃圾，捣毁毒隐翅虫的栖息地和滋生场所。不要在室内堆放废旧物品，保持室内清洁、整齐，使侵入室内的毒隐翅虫无隐藏之处。

2. 夏季安装纱门、纱窗，阻止毒隐翅虫飞入室内，减少人体接触该虫的机会。

3. 盛夏时节，不要开窗开灯睡觉，使用蚊帐或尽量减少身体的暴露，可有效防止毒隐翅虫趁人入睡后伤及人体，引起皮炎。

4. 用溴氰菊酯或奋斗呐（顺式氯氰菊酯）等杀虫剂对室内和周围环境进行喷

洒，能有效杀灭室内外毒隐翅虫。

5. 发现有毒隐翅虫在身上爬行时，不要用手拍打、揉搓，轻轻吹掉或用其他东西把虫子拔掉。若手已接触虫的碎片，立即用肥皂水反复清洗。

6. 加强毒隐翅虫皮炎相关知识的宣传，告之群众尽量不要在灯光下纳凉玩耍，不得已时，请穿遮蔽性衣物或使用驱虫液。

第十二节　火　灾

病例分享：电器使用不当引发令人痛心的火灾事故

寒冷的冬天，一位独居老太太把衣物覆盖在取暖器上烘烤，不慎睡着了。凌晨时老太太被浓烟熏醒，由于心慌，老太太被绊倒在地无法动弹，随着火势越来越大，邻居们发现了火灾，立即拨打"119"和"120"，等消防官兵赶到救出老太太时，老太太面目全非，急诊医生为其检查，已无生命迹象。

火灾是指在时间或空间上失去控制的燃烧。在各种灾害中，火灾是最经常、最普遍地威胁公众安全和社会发展的主要灾害之一。人类能够对火进行利用和控制，是文明进步的一个重要标志。所以说人类使用火的历史与同火灾做斗争的历史是相伴相生的，人们在用火的同时，不断总结火灾发生的规律，尽可能地减少火灾及其对人类造成的危害，在遇到火灾时人们需要安全、尽快地逃生。

一、第一时间识别

第一时间识别火灾，掌握灭火的最好时机。

初起火灾一般具有的特征：冒烟、阴燃等。初起火灾指发生火灾初期 15 min 之内，即"初期火灾"。在火灾的初期阶段，初起烟大，可燃物质燃烧面积小，火焰不高，辐射热不强，火势发展比较缓慢，这个阶段是灭火的最好时机。如发现及时，方法得当，用较少的人力和简单的灭火器材就能很快地把火扑灭。

二、第一时间应对

（一）商场、集贸市场火灾

有别于其他火灾，逃生方法也有其自身特点。

1. 利用现有物资逃生　商场（集贸市场）商品种类繁多，发生火灾后，可利用逃生的物资是比较多的。

（1）毛巾、口罩浸湿后可制成防烟工具捂住口、鼻（图5-90），利用绳索、布匹、床单、地毯、窗帘来开辟逃生通道。

（2）如果商场（集贸市场）还经营五金等商品，还可以利用各种机用皮带、消防水带、电缆线来开辟逃生通道。

（3）穿戴商场（集贸市场）经营的各种劳动保护用品，如安全帽、摩托车头盔、工作服等可以避免烧伤或被坠落物体砸伤。

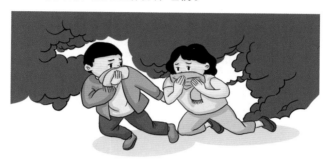

图5-90 利用防烟工具捂住口鼻

2. 利用疏散通道逃生 每个商场都按规定设有室内楼梯、室外楼梯，有的还设有自动扶梯、消防电梯等，发生火灾后，尤其是在初期阶段，这些都是逃生的良好通道（图5-91）。

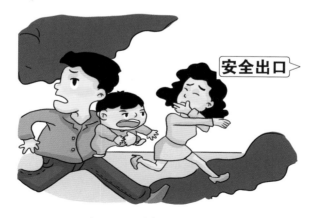

安全出口

图5-91 选择安全通道逃生

（1）在下楼梯时应抓住扶手，以免被人群撞倒。

（2）不要乘坐普通电梯逃生，因为发生火灾时，停电也时有发生，无法保证电梯的正常运行。

3. 寻找避难处所，堵塞间隙　发生火灾时，如上述 2 种方法都无法逃生，可利用水管、房屋内外的突出部分和各种门、窗以及建筑物的避雷网（线）进行逃生，或转移到安全区域再寻找机会逃生（图 5－92）。

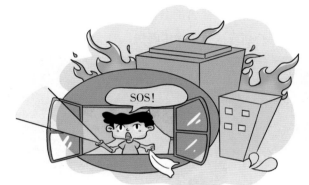

若所在逃生线路被大火封锁，要立即退回室内，用打电筒、挥舞衣物、呼叫等方式向窗外发送求救信号，等待救援

图 5－92　伺机求救

（1）在无路可逃的情况下应积极寻找避难处所。如到室外阳台、楼房平顶等待救援。

（2）选择火势、烟雾难以蔓延的房间关好门窗，堵塞间隙，房间如有水源，要立刻将门、窗和各种可燃物浇湿，以阻止或减缓火势和烟雾的蔓延时间。

（3）无论白天或晚上，都应大声呼救，发出各种呼救信号，以引起救援人员的注意。

（二）宾馆发生火灾时的正确应对方法

宾馆发生火灾时，你必须知道以下 4 种应对方法：

1. 若听到报警铃声，应迅速从安全出口逃离。

2. 发现着火时，应立即按报警铃或给总机打电话报警。

3. 利用身边的灭火器材进行扑救。

4. 火势较大，无法控制时，应迅速关门，将窗打开，站到窗台上暂避一时。

（三）火灾灭火知识

对突然发生的比较轻微的火情，应掌握简便易行的、应付紧急情况的方法：

1. 水是最常用的灭火剂，木头、纸张、棉布等起火，可以直接用水扑灭。

2. 用土、沙子、浸湿的棉被或毛毯等迅速覆盖在起火处，可以有效地灭火。

3. 用扫帚、拖把等扑打，也能扑灭小火。

4. 油类、乙醇等起火，不可用水去扑救，可用沙土或浸湿的棉被迅速覆盖。

5. 煤气起火，可用湿毛巾盖住火点，迅速切断气源。

6. 电器起火，不可用水扑救，也不可用潮湿的物品捂盖。水是导体，这样做会发生触电，正确的方法是首先切断电源，然后再灭火。

三、第一时间送医

根据烧伤的不同类型，可采取以下急救措施：采取有效措施扑灭身上的火焰，使伤员迅速脱离致伤现场。当衣服着火时，应采用各种方法尽快地灭火，如水浸、水淋、就地卧倒翻滚等，千万不可直立奔跑或站立呼喊，以免助长燃烧，引起或加重呼吸道烧伤。灭火后伤员应立即将衣服脱去，如衣服和皮肤粘在一起，可在救护人员的帮助下把未粘的部分剪去，并对创面进行包扎。防止休克、感染。为防止伤员休克和创面发生感染，应给伤员口服止痛片（有颅脑或重度呼吸道烧伤时，禁用吗啡）和磺胺类药，或肌内注射抗生素，并给口服烧伤饮料，或饮淡盐茶水、淡盐水等。一般以多次喝少量为宜，如发生呕吐、腹胀等，应停止口服。要禁止伤员单纯喝白开水或糖水，以免引起脑水肿等并发症，保护创面。

在火场，对于烧伤创面一般可不做特殊处理，尽量不要弄破水疱，不能涂甲紫类有色的外用药，以免影响烧伤面深度的判断。为防止创面继续污染，避免加重感染和加深创面，对创面应立即用三角巾、大纱布块、清洁的衣服和被单等，给予简单而确实的包扎。手足被烧伤时，应将各个指、趾分开包扎，以防粘连。合并伤处理，有骨折者应予以固定；有出血时应紧急止血；有颅脑、胸腹部损伤者，必须给予相应处理，并迅速送往医院救治。伤员经火场简易急救后，应尽快送往邻近医院救治。护送前及护送途中要注意防止休克。搬运时动作要轻柔，行动要平稳，以尽量减少伤员痛苦。

四、火灾有多危险？ 这些知识，你一定要知道

火灾能烧掉人类经过辛勤劳动所创造的物质财富、危及人的生命和健康、污染大气、破坏生态平衡，在一定程度上影响着人们的正常生活和社会经济发展，给人类造成难以消除的身心痛苦、无法挽回和弥补的损失。火灾燃烧产物对人体的危害很大。

1. 缺氧对人体的危害

（1）空气中氧气的含量为 21% 时，人的思维敏捷，判断准确，自由生存。

（2）空气中氧气的含量为 15% 时，人体肌肉协调能力受到严重影响，发僵、硬、凝，行走迟钝。

（3）空气中氧气的含量为 10% 时，人虽然有知觉，但判断力会明显减退。

（4）空气中氧气的含量为 6% 时，人体处于休克状态，大脑无知觉，心脏衰竭，很快死亡。

2. 高温对人体的危害　火场上的气体在极短的时间内即可达到几百摄氏度的高温，高温损伤呼吸道，高温使血压下降，循环衰竭，气管充血，引起肺水肿，能使人虚脱。

3. 烟尘对人体的危害　火场上的热烟尘是由燃烧中析出的碳粒子、焦油状的液滴、建筑倒塌时扬起的灰尘等组成的。它能阻挡视线，使人迷失方向，堵塞刺激内黏膜使呼吸终止，冷却的热烟尘产生毒性液体，使人中毒而亡。

4. 毒性气体对人体的危害　火场上的毒性气体主要有一氧化碳、氯化氢、氮氧化物、硫化氯、氰化氢等，这些毒性气体有麻醉、窒息刺激的作用，损害呼吸系统、中枢神经系统、血液循环系统。

五、火灾的"暗号"，你了解吗

1. 电视超龄服役或有爆炸风险　电视机的安全使用年限为 8～10 年，超过时限通断电次数，安全隐患会大幅度增加，可能出现绝缘性能下降、打火、燃烧等现象。此外，电视上的灰尘、污垢也会降低整机绝缘性能和阻燃性能。

2. 按摩椅长期不断电待机起火　很多家用按摩椅都会长时间通电待机，然而这可能会发生线路短路而骤然起火，因此，使用时要定期检查线路，养成随手拔掉电源插头的习惯。

3. 冰箱制冷剂泄漏遇明火爆炸　冰箱的安全使用年限为 10～12 年。家用冰箱随着使用时间的增长，噪声和耗电量都会增大。这是由于电路老化造成的，其消耗的电量会转化成热量，成为火灾的隐患；另外，如若遇到制冷剂泄漏与空气混合到一定比例，遇到明火就易发生爆炸。

4. 热水器　漏电漏气风险高，无论是电热水器还是燃气热水器，其使用年限都为 6～8 年。超过使用年限后，会出现部件老化、结垢增厚、腐蚀面积扩大等问题，引起出水不畅或耗电量飙升，甚至增加了漏电漏气风险。

六、如何预防电器引发的火灾

1. 认识了解电源总开关，学会在紧急情况下关断总电源。

2. 不用手或导电物（如铁丝、钉子、别针等金属制品）去接触、探试电源插座内部。

3. 不用湿手触摸电器，不用湿布擦拭电器。

4. 电器使用完毕后应拔掉电源插头；插拔电源插头时不要用力拉拽电线，以防止电线的绝缘层受损造成触电；电线的绝缘皮剥落，要及时更换新线或者用绝缘胶布包好。

5. 发现有人触电要设法及时关断电源；或者用干燥的木棍等物将触电者与带电的电器分开，不要用手去直接救人；年龄小的同学遇到这种情况，应呼喊成年人相助，不要自己处理，以防触电。

6. 不随意拆卸、安装电源线路、插座、插头等。哪怕安装灯泡等简单的事情，也要先关断电源，并在家长的指导下进行。

7. 使用安全电器，应到正规商店购买电源插座、台灯，认准安全标志、出厂证明和检验合格证。

8. 不使用热得快、电炉、电炒锅、电茶壶、电热毯等大功率危险电器；及时制止或举报其他同学使用类似威胁大家安全的电器。

9. 离开教室前或家中无人时关掉所有电器电源。

10. 电源接线板电线不要与金属物接触。

第十三节　洪　灾

病例分享：简单的"自救工具"

　　阿敏，现居深圳的湖南人，1998 年，是阿敏刻骨铭心的一年，是他最不想提及的一年，那年正值高考，全流域大型洪灾，家里的房子田地全被冲毁，母亲因为想多抢救出来家里的一些物品，无奈洪水来得太快太猛，东西没抢救出来，妹妹被洪水冲走，母亲也重病了一场，父亲还不得不在亲戚家寄居好几个月。阿敏后来才知道，其实他当时是可以有一些洪灾自救的方法的，比如可以用家里现有的物品自制简易木筏，即用身边任何入水可浮的东西，如门板、床、圆木、箱子、衣柜、大块的泡沫塑料等绑扎可以做成简单的救生艇，这样妹妹也不至于被洪水冲走。虽然远离故乡，但这种心底的遗憾和悲伤却一直如影随行。小时候，在湖区老家，每年的汛期，尤其是7—9月，连个安稳觉都没得睡，经常在半夜被村里的喇叭锣鼓声吵醒，他希望，每个人都能学会应对洪灾的简单技能，以备不时之需，尤其是汛期的洪灾高危险区。

一、第一时间识别

洪水灾害简称为水灾，它是一种气象灾害，是由于暴雨、融雪、融冰和水库溃坝等引起河川、湖泊及海洋的水流增大或水位急剧上涨的现象。当洪水超过一定的限度，给人们正常生活、生产活动带来损失与祸患，称为洪水灾害。

按其形成原因和地理位置不同，可分为暴雨洪水、融雪洪水、冰凌洪水、山洪以及溃坝洪水等，其中以暴雨洪水最常见。

水灾具有明显的季节性，5—10月是灾害好发季节。由于在短期内造成水位迅速上涨，建筑物被淹，房屋倒塌。暴雨来临时，又往往夹着雷击、龙卷风等，因此一旦发生洪涝灾害，容易发生塌方伤、溺水、雷击伤、触电、毒蛇咬伤、毒虫咬蜇伤、外伤等。

二、第一时间应对

（一）洪水来临前的准备措施

1. 暴雨来临，及时收听收看气象部门发布的气象预报，并采取相应的防御措施，做好个人和家庭的防灾准备（图5-93）。冷静地选择最佳路线撤离，避免出现"人未走水先到"的被动局面。

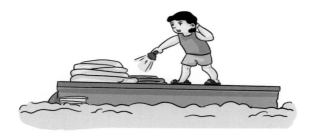

图5-93 进行防灾准备

2. 认清路标，明确撤离的路线和目的地，避免因为惊慌而走错路。

3. 自保措施

（1）准备一个救生包，包括一台无线电收音机，随时收听、了解各种相关信息。准备大量饮用水、压缩饼干等保质期长的食品；准备保暖的衣物及治疗感冒、痢疾、皮肤感染的药品；准备求救发信号用具（如哨子、手电筒、旗子、颜色鲜艳的衣物、彩色布条等）；自身的有效证件等各类物品用防水密封袋分别装好（图5-94）。

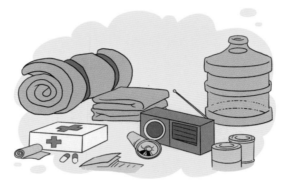

图 5-94　各类救生用物

（2）扎制木排、竹排，搜集木材等大件适合漂浮的材料，加工成救生装置以备急需。

（3）将不便携带的贵重物品作防水捆扎后埋入地下或放到高处，票款、首饰等小件贵重物品可缝在衣服内随身携带（图5-95）。

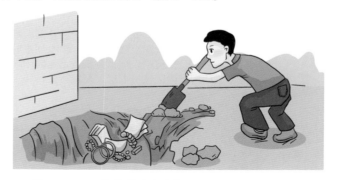

图 5-95　不便携带的贵重物品做防水捆扎埋入地下

（4）平时要学会自制简易木筏的技能，用身边任何入水可浮的东西，如床、木梁、箱子、圆木、衣柜、大块的泡沫塑料等绑扎而成（图5-96）。

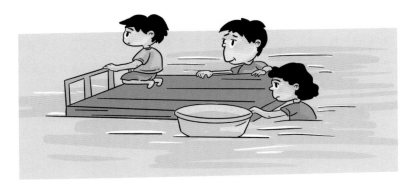

图 5-96　自制简易木筏

（二）洪水到来时的自救措施

1. 受到洪水威胁，如果时间充裕，应按照预定路线，有组织地向山坡、楼顶等高地转移（图 5-97）。

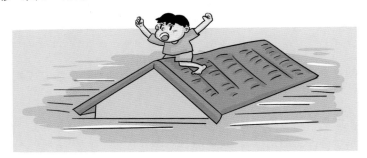

备足速食或蒸煮够食用几天的食品，准备足够的饮用水和日用品。洪水到来时来不及转移的人员，要就近迅速向山坡、结构牢固的楼房上层、高地等处转移

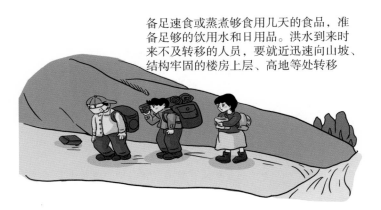

图 5-97　向山坡、楼顶灯高地转移

2. 如果来不及转移，可立即爬上楼房高层、屋顶等其他物体高处做临时避险等待救援（图 5 - 98）。

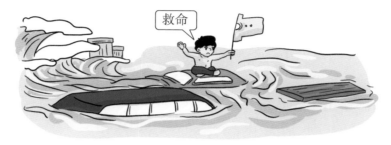

图 5 - 98　寻找临时避险点，等待救援

但不要躲在高大树下或跑到山岗的顶部，以免遭雷击。为防止洪水涌入屋内，可用塑料编织袋或米袋等装入沙石、泥土等堵住大门下面缝隙，再用旧地毯、旧棉絮等塞堵其他门窗缝隙。若水灾严重，水位不断上涨，就尽量用船只或自制木筏逃生。逃生前要试试木筏能否漂浮，收集食品、发信号用具、划桨等；吃些食物和热饮料以补充能量；把煤气阀和电源总开关等关掉；出门时把房门关好，以免家产随水漂走。

3. 如果被洪水冲到，应尽快抓住水中的漂浮物（图 5 - 99）或岸边的树根（图 5 - 100）、树杈（图 5 - 101），保持头脑清醒，使自己脱险。

4. 在山区，如有山洪，应避免渡河，还要注意防范山体滑坡、滚石、泥石流的灾害（图 5 - 102）。

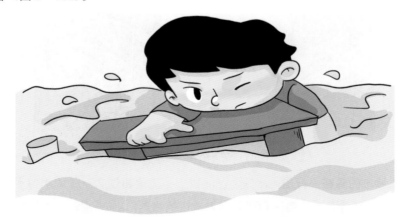

图 5 - 99　抓住漂浮物

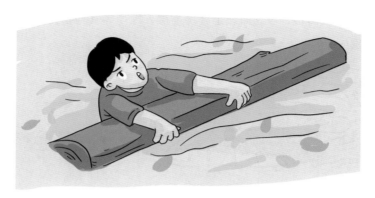

图 5 - 100 抓住树根

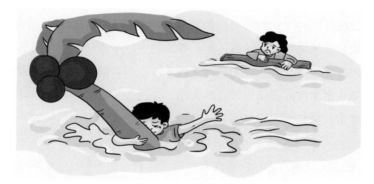

图 5 - 101 抓住树权

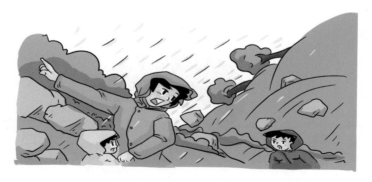

图 5 - 102 注意山体滑坡

5. 在城市的马路上行走，水深 20 cm 以上、流速超过 2 m/s 的地方尽量绕行，或多人手挽手结伴行走。要注意跟着别人走过的路走，小心别掉入被冲走井盖的下水道（图 5 - 103）。

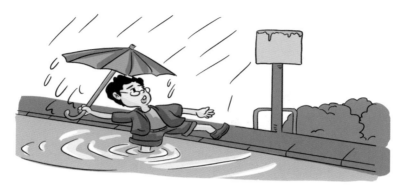

图 5 - 103　警惕下水道

6. 避难时，多吃些高热量的食品，如巧克力、饼干等，喝些热饮料，以增强体力，千万不要喝洪水。同时可利用通信设施联系救援；或利用眼镜片、镜子反射阳光发出求救信号，或及时挥动鲜艳的衣物等物品发出求救信号；夜晚时，可以利用手电筒、哨子及火光发出求救信号（图 5 - 104），极力让救援人员知道你的所在地。

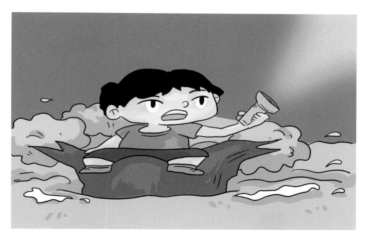

图 5 - 104　手电筒求救

7. 对溺水者怎么救治

（1）及时将溺水者救至岸上，不会游泳者应呼叫周围人群一起来救护。

（2）救上岸后应尽快清除其口鼻中的泥沙、杂草及分泌物，有假牙的应取出（图 5 - 105）。

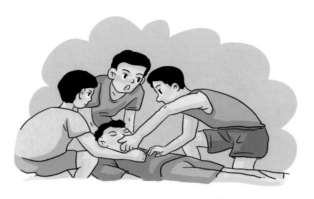

图 5－105　清除口腔异物

（3）将溺水者俯卧于有斜面的地上，用抢救者的膝部垫溺水者腹部，倒出其呼吸道内的水（图 5－106）。

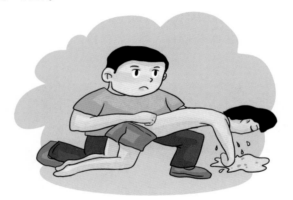

图 5－106　俯卧倒出气道积水

（4）两人轮流施行人工呼吸和胸外心脏按压（图 5－107）。

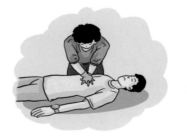
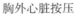
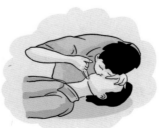

胸外心脏按压　　　　　　　　人工呼吸

图 5－107　人工呼吸和胸外心脏按压

（三）洪水过后的应对措施

"洪涝灾害对人体健康的威胁具有持续性和滞后性。"洪灾后的一些疾病主要有伤寒、霍乱、钩端螺旋体病、血吸虫病、甲型病毒性肝炎、戊型病毒性肝炎、食物中毒、细菌性痢疾、红眼病等。故我们应做好以下几个方面的措施：

1. 要管好自己的饮食，饮用水清洁消毒，喝开水（图 5 - 108）。防食物中毒，不吃腐败变质或被污水浸泡过的食物，不吃剩饭剩菜，不吃生冷食物，吃熟食。

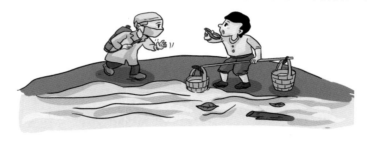

图 5 - 108　饮用水清洁消毒

2. 要及时清理灾后垃圾。

3. 要配合有关部门做好环境消毒和灭蝇（图 5 - 109）、灭蚊（图 5 - 110）、灭鼠工作。

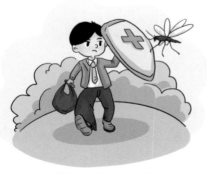

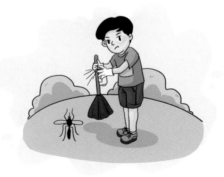

图 5 - 109　灭　蝇　　　　　　　图 5 - 110　灭　蚊

4. 要保持环境卫生，严防疾病的发生和流行。

三、洪灾中的注意事项

1. 要冷静观察　迅速转移，把人员生命安全放在首位。

2. 在不了解水情时，不要冒险涉水，尤其是急流。要在安全地等待救援，切记不要爬到土坯房的屋顶，这些房屋浸水后容易倒塌。

3. 选择一切可以救生的物品逃生。

4. 下雨时，不要在大树下避雨（图 5 - 111），发现高压线铁塔倾倒、电线低垂或断折时，迅速远避，防止触电。

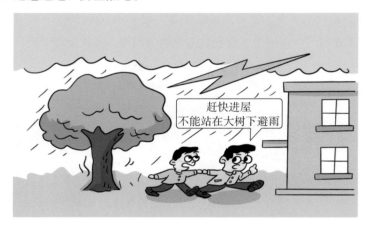

赶快进屋
不能站在大树下避雨

图 5 - 111　勿在大树下避雨

洪水过后，不要轻易涉水过河及徒步通过水流很快、水深已过膝盖的小溪。

此外，还应按照当地卫生防疫部门的要求，不要喝洪水，服用预防药物，并做好各项卫生防疫工作，以预防疫病的流行。

第十四节　雷、电击

病例分享：妈妈触电倒地　孩子正确施救助脱险

2020 年某天早上 9 点左右，深圳市龙岗区，余女士在家洗澡时突然触电，大叫一声后倒地不醒。这时，家里只有两个十几岁的孩子。听到妈妈的叫声，孩子小语迅速打开卫生间的门，发现妈妈仰面躺在地上，手里抓着花洒。小语很慌张，根据学校教导的急救常识，她判断妈妈可能是触电了！她阻止闻声过来的妹妹进入卫生间，并大声叫喊妈妈。见妈妈没有反应，机灵的小语果断先跑到电闸处把电断了，随后再进入卫生间。看到妈妈仍昏迷不醒，小语立即拨打"120"急救电话。接到急救电话后，急救医生简单询问了现场情况，并在电话里鼓励和指导小语对妈妈进行心肺复苏。随后救护车到达，急救医护人员迅速接手急救。最终余女士的心跳和自主呼吸恢复了，心肺复苏成功了！经过3 d高质量的治疗，余女士完全康复出院。

电击伤俗称触电，是指人体作为导电体，在接触电流时即成为电路的一部分，当一定强度的电流或电能量，通过人体时，由于产热和电化学作用，造成组织不同程度的损伤和功能障碍，甚至死亡。

电，看不见摸不着，但是它已经成为与我们生活息息相关的重要组成部分，电视、电话、电脑、电冰箱、微波炉……可以说，我们的衣、食、住、行、用等大部分都离不开电。因为有了电，我们的生活越来越好，也越来越有趣，我们的出行更方便，通信方式更便捷、更安全。虽然电能的利用给我们的生活带来了极大的便利，可是在我们的生产和生活中，各种因电击导致的意外伤害事件也屡见不鲜。绝大多数触电事故发生于儿童、青少年男性和从事带电作业者。据不完全资料统计，我国每年因各类触电导致的死亡人数超过8000人。在触电事故中，因为处置不当，造成施救人连环触电身亡的事件不在少数。未成年人遇到这类情形，更容易先过去摇晃呼唤大人，最终造成多人触电悲剧。因此，一旦发生触电事故，第一时间采取正确的抢救措施至关重要。

一、第一时间识别

在我们的日常生活中，触电大多数是由于缺乏安全用电知识、直接接触电源触电、违反安全用电操作规程、电器产品不合格或老化漏电等；潮湿的环境也容易漏电；意外事故中，电线折断落到人体上，风暴、地震、火灾、雷击等都有可能引起电损伤；雷雨时大树下躲雨或在旷野中劳作、行走、游泳等不幸被闪电击中等，均可能造成触电。根据电压等级，1000 V以下为低压触电，1000 V及以上为高压触电。人一旦不小心触电，轻则引起电麻，重则造成伤亡。

触电对人体的伤害，包括电流本身及电流转化为电能后的热和光效应两个方面的作用，表现为电击伤和电灼伤。

1. 电灼伤 主要是局部的热、光效应，通常有两个以上的创面。轻者（一般为低压触电）仅烧伤局部皮肤和浅层肌肉，伤口小、焦黄、较干燥。高压触电所致烧伤则比较严重，一般电流入口处较出口处严重，面积大并可深达肌肉、骨骼，甚至骨髓，组织出现黑色炭化。

2. 电击伤　这是触电、雷击最常见也最易致人死亡的伤害，不同电压触电导致的死亡原因不尽相同。低压触电的死亡原因主要是电流引起心脏的心室颤动，导致的心脏停搏；高压触电的死亡原因主要是呼吸中枢抑制、麻痹而导致呼吸的停止。这些威胁往往都是致命的。现实生活中见到触电导致的猝死，其主要原因就是由于心室颤动引起心跳、呼吸停止而死亡。

受到电击后，触电者因肌肉强烈收缩，有可能很快被电弹离或吸住，轻者出现头晕、呼吸心跳加速、皮肤面色苍白、口唇发绀、精神紧张或惊慌、表情呆滞、对周围的事物失去反应、四肢软弱、全身乏力等，可伴有皮肤灼烧处疼痛、肌肉疼痛，有些触电者还可出现抽搐或短暂的昏迷。严重触电后可出现持续抽搐、休克或昏迷、不省人事，同时伴随心跳、呼吸的变化。初始呼吸浅快，心跳快而律不齐、血压下降，如不及时脱离电源，很快出现心室颤动，数分钟后心脏停搏而死亡。低电压电流触电时，开始时尚有呼吸，数分钟后，呼吸即停止进入"假死"状态，表现为心搏呼吸极其微弱或暂停；高电压电流触电时，患者呼吸停止，但心搏仍存在，如不实行人工呼吸，可于 10 min 左右死亡，若心脏与呼吸中枢同时受累，多立即死亡。

二、第一时间应对

发现有人触电时，请务必保持镇静，在保证自身安全的前提下，迅速、正确的帮助伤者脱离电源，将伤者转移至安全的地方，就地对伤者实施准确的现场急救。人工呼吸和胸外心脏按压（心肺复苏术），是抢救触电导致心跳呼吸骤停者基本的急救方法，也是第一位的急救方法，急救必须坚持到底，不可轻易放弃（图5‐112）。

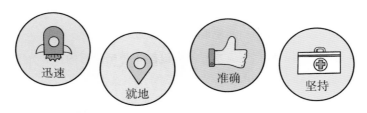

迅速　　就地　　准确　　坚持

图 5‐112　触电急救原则

1. 发现有人触电，应立即拨打"120"寻求帮助（图 5‐113）。

2. 尽快脱离电源。如果是自己触电，请记住在触电最初几秒，人的意识还没有丧失，理智处理是成功脱困的关键。可以一边呼救，吸引他人前来协助，一边奋力跳起，这样可以使流经身体的电流失去导电的线路，从而使自己脱身；如果导致触电的电器装置是在墙面等固定位置，可用脚猛蹬使身体向后倾

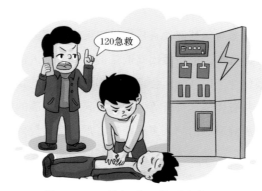

图 5-113   拨打"120"寻求帮助

倒，尝试摆脱电源。如果是他人触电，千万不能用手直接拉开触电者，应立即切断或拔掉电源，在能力许可的范围内用木棒、竹竿等绝缘物体或器具挪开电线。

3. 如触电者曾短暂昏迷，但未失去知觉，呼吸、心搏正常或所受伤害不太严重，神志清醒，只是有些心慌、四肢发麻、全身无力等症状，此时应解开触电者衣领以助呼吸，保持空气流通，让其静卧休息，天冷时注意保暖，同时进行严密观察。如在观察过程中，发现触电者呼吸或心跳很不规律甚至接近停止时，应赶快进行抢救，并请医生前来或送医院诊治。

4. 严重电击伤者脱离触电环境后，应使其就地仰卧躺平后，保持气道通畅，迅速判断其呼吸和脉搏，不要随意移动伤员。若触电者呼吸、心搏停止，立即进行胸外心脏按压及口对口人工呼吸（图 5-114），并尽快送往医院救治，途中不可停止施救。应注意人体触电后，往往会出现"假死"现象，因此做心肺复苏时要尽可能坚持，不要轻易放弃，直到把人救活，或触电者被确诊死亡为止。

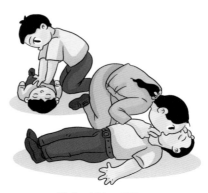

图 5-114   CPR

5. 若触电者伴有皮肤灼伤，可用清水或无菌生理盐水冲洗后，再用清洁的毛巾、衣物或消毒纱布包扎，以防伤口感染；如伤口大出血，压迫止血通常是最迅速的临时止血法；若触电者因摔伤导致骨折，可用木板、竹竿、木棍等物品临时将骨折肢体固定并速送医院处理，避免引起损伤扩大。

三、第一时间就医

当身体某部位直接接触电流或被雷电击中，电流局限于一侧肢体，可造成该侧肢体残疾。电击后因高能量的电流进入人体，除了对人体的各个重要脏器造成严重损伤外，往往同时会伴有不同程度皮肤灼伤或深部组织、神经、血管的损伤，以及合并有摔伤、骨折等。因此，只要有明确的电接触史和临床症状，均应及时就医。轻者经及时治疗大多可痊愈，严重者可导致残疾甚至死亡。

电流通过中枢神经和心脏时可引起呼吸抑制、心室颤动或心搏骤停，造成死亡或"假死"，如不及时抢救，很快就会死亡。发现有人触电猝死时，应立即对触电者实施心肺复苏，即便是在转运至医院的途中也应坚持。

四、特殊类型的触电——雷击

(一) 雷电及对人体的危害

雷电属于一种自然现象，是带有大量电荷的云层与云层间、云层与空气间或云层与地面间的电位差急剧增大，以致在极短的时间内产生巨大的自然放电现象。雷电的主要表现形式就是闪电，雷电含有巨大的能量，可造成树焚房塌、人畜伤亡等意外伤害事件。雷电是除洪水外，与天气相关的首位伤害。据不完全统计，我国每年因雷击造成的人员伤亡达 3000～4000 人，财产损失在 50 亿～100 亿元。

雷击伤人多见于户外劳动的农民、建筑工人和运动员等。一方面，夏季天气潮湿、多雨，降低了电气设备的绝缘性能，而日光暴晒则会加剧电器老化，导致电线等零部件走火漏电等情况发生；另一方面，夏季高温人体出汗多，人体电阻降低，加大触电发生概率；同时夏季暴雨、台风、雷击等自然灾害频发，也易导致电杆倒杆、断线、绝缘设备损坏等事故的发生，从而诱发触电。因此，夏季更应高度警惕雷电击伤害的发生。

(二) 雷电击伤的第一时间识别

当人体被闪电击中后，心搏和呼吸常立即停止，皮肤血管收缩呈网状图案，此为闪电损伤特征性表现。由于雷电能量巨大，大约半数被雷击的患者可能出现单侧或双侧鼓膜破裂、听力丧失、角膜烧伤、视网膜剥离，单侧或双侧白内障以及视力障碍，其他临床表现与电击伤相似。

(三) 雷电击伤的第一时间应对

被雷电击伤后，如衣服等着火，应该马上躺下就地打滚或趴在有水的洼地、水池中，使火焰不致烧伤面部，以防呼吸道烧伤窒息死亡。救助者可往伤者身上泼水灭火，也可用厚外衣毯子裹身灭火。伤者切记不要惊慌奔跑，这会使火越烧越旺。烧伤处可用冷水冲洗，然后用清洁的手帕或洁净的布包扎。重度雷电击伤可出现抽搐、昏迷，多伴有心律失常，极其严重者可出现心跳呼吸骤停，迅速出现全身发绀，瞳孔散大，呈现濒死状态。如果雷电时发现有人突然倒下，口唇青紫，叹息样呼吸或不喘气，大声呼唤其无反应，表明伤者意识丧失，呼吸心跳停止，则应立即进行心肺复苏。

五、关于触电，你必须知道的那些事

1. 触电对人体造成的伤害与哪些因素有关？

电击伤对人体的危害与接触电压高低、电流强弱、电流类型、频率高低、通电时间、接触部位、电流方向和所在环境的气象条件都有密切关系。通常来说交流电较直流电危险；电压越高，损害越严重；皮肤电阻越低，造成的损害就越大；左手触电比右手触电严重。

电流对人体的危害，还取决于一个重要因素——时间。瞬时电流穿过虽然也会有影响，但如果一直通着电，后果不堪设想。在大量触电事故中，有些触电者像被吸在电源上，电流通过的时间长，就很危险了。

2. 多大电流是安全的？

我国行业规定，安全电流为 10 mA，这里有几个概念我们可以了解一下。

感知电流：能够引起人们感觉的最小电流。总体上成年男子感知电流平均值为 1 mA，而成年女子约为 0.7 mA。

摆脱电流：人能够忍受并且能自动摆脱电源的。一般来说不超过 16 mA 或直流电 50 mA。

安全电流：是人体可以忍受而又无致命危险的最大电流。一般的场合 30 mA 视为安全电流，在水中或高空安全电流仅为 5 mA。

致命电流：在较短的时间内危及生命的最小电流。当通过人体的电流强度超过 50 mA，时间超过 1 s，就可能发生心室颤动和呼吸停止即"假死"现象。

不同大小电流的感觉：

8～10 mA   手摆脱电极已感到困难，有剧痛感（手指关节）。

20～25 mA   手迅速麻痹，不能自动摆脱电极，呼吸困难。

50~80 mA　　呼吸困难，心房开始震颤。

90~100 mA　　心肌麻痹，停止跳动。

3. 人体触电的方式有哪几种类型?

触电可分为直接触电、间接触电和跨步电压触电三大类。

直接触电包括单相触电和双相触电两种（图5‑115）。

单相触电是指当人体接触带电设备或线路中的某一相导体时，一相电流通过人体经大地回到中性点。这是一种危险的触电形式，在生活中较常见。

双相触电是指人体的不同部位分别接触到同一电源的两根不同相位的相线，电流从一根相线经人体流到另一根相线的触电现象。

间接触电是指由于绝缘损坏导致碰壳故障，使本来不带电的物体带电，如果人体接触到这些物体而导致的触电（图5‑116）。

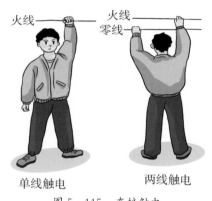

图5‑115　直接触电

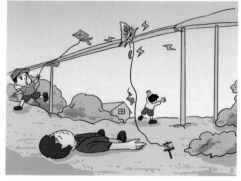

图5‑116　间接触电

高压电线掉落于地面，在地面会形成一定范围内带电压的区域，如果人或牲畜站在距离高压电线落地点8~10 m以内，就可能发生触电事故，这种触电叫作跨步电压触电（图5‑117）。

4. 发现有人触电，如何正确帮助触电者脱离电源?

（1）拉开触电地点附近的电源开关（图5‑118）。

（2）如果距开关较远，或者断开电源有困难，可用带有绝缘柄的电工钳，或有干燥木柄的斧头、铁锹等利器将电源线切断（图5‑119），此时应防止带电导线断落触及其他人体。

（3）当导线搭落在触电者身上或压在身下时，可用干燥的木棒、竹竿等挑开导线（图 5－120），或用干燥的绝缘绳索套拉导线或触电者，使其脱离电源。

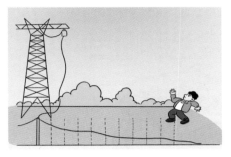

图 5－117　跨步电压触电

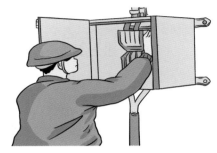

图 5－118　拉开附近电源开关

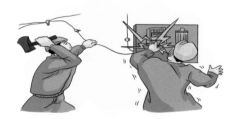

图 5－119　正确切断电源线

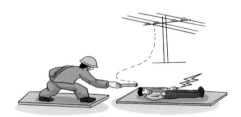

图 5－120　挑开导线

（4）如触电者由于肌肉痉挛，手指紧握导线不放松或导线缠绕在身上时，可首先用干燥的木板塞进触电者身下（图 5－121），使其与地绝缘，然后再采取其他办法切断电源。

（5）触电者的衣服如果是干燥的，又没有紧缠在身上，不至于使救护人直接触及触电者的身体时，救护人才可以用一只手抓住触电者的衣服，将其拉脱电源（图 5－122）。

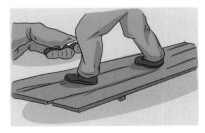

图 5－121　塞干燥木板于触电者身下

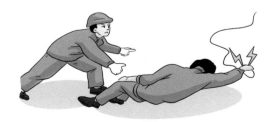

图 5－122　衣服干燥时拉脱电源

（6）救护人可用几层干燥的衣服将手裹住（图 5－123），或者站在干燥的木板、木桌椅或绝缘橡胶垫等绝缘物上，用一只手拉触电者的衣服，使其脱离电源。千万不要赤手直接去拉触电人，以防造成群伤触电事故。

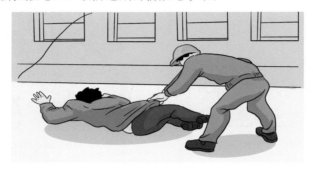

图 5 - 123　手裹干燥衣物救人

六、预防触电，你必须知道的常识

（一）居家生活防触电

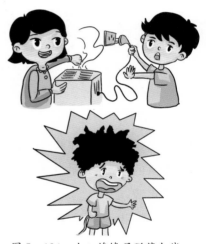

1. 购买合格电器产品，安装合格的漏电保护器，电扇、洗衣机、电冰箱、微波炉等电器要用三孔插头，并安装地线。

2. 电器插头务必插牢，紧密接触不松动，以免生热。电器使用完毕要及时拔掉电源插头；电线的绝缘层皮脱落，要及时用绝缘布包好（图5-124）；在更换保险丝、拆修或移动电器设备时必须断开电源，不要冒险带电操作，最好请专业人员操作，切勿乱动。

图 5 - 124　小心绝缘层脱落电线

3. 不在电线上晾晒衣服，不将金属丝缠绕在带电的电线上。

4. 当使用电器或电路起火时，要保持头脑冷静，尽快切断电源，或者将电路总闸关掉，然后用专用灭火器对准着火处喷射。如果电源没有切断，切记不能用水或者潮湿的东西去灭火，避免引发触电事故。

5. 定期检查修理用电设备、线路，电器、线路老化时要及时更换；使用中发现电器、线路有冒烟、冒火花、发出焦味等情况时，应迅速切断电源，进行检修。

6. 注意潮湿环境下的用电安全。避免在潮湿的环境下（如浴室）使用电器，以免漏电而造成人身伤亡（图5-125）。不用湿手触摸电器、开关、插座、更换灯泡、灯管等，不用湿布擦拭电器，更不能让电器淋湿、受潮或在水中浸泡。赤足、湿手触电 220 mA 极易死亡，平常尽量不要赤足行走。下雨天，不蹚街边配电箱、路灯杆、广告牌周围的积水，防止积水中漏电而触电。

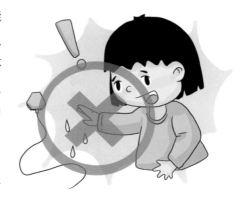

图 5－125　避免潮湿环境用电

（二）雷雨天气外出防雷击

1. 雷电时不要打电话，尤其不能打手机；如在雷雨中，尽量不要使用带金属的雨伞。

2. 不在旷野、变压器、架空线下、高大树木或大型广告牌下停留或避雨。

3. 不触摸电线附近的树木，不靠近电线杆和斜拉铁线。

4. 在户外要及时回到安全的建筑物内躲避；如不能回到室内，尽量寻找低洼地或者下蹲，降低身体高度；立即停止室外游泳、划船、钓鱼等水上活动；多人共处室外，相互间不要挤靠，以防被雷电击中后，电流互相传导。

5. 不蹚积水。如必须蹚水通过一定事先确认积水内没有电线落入，避免水体导电发生触电。

6. 遇到电线掉落至自己附近，用单腿跳跃着离开现场。否则很可能会在跨步电压的作用下使人身触电（图 5－126）。

7. 雷雨天不使用太阳能热水器，不接触煤气管道、自来水管等金属物体。在雷雨来临前，拉闸切断电源。雷雨闪电时，不要开电视、电脑等家用电器，应拔掉电源插头，以免雷电伤人及损坏电器。

七、特别提示

1. 施救者不得使用金属和其他潮湿的物品作为救护工具，不得徒手拨开电源线

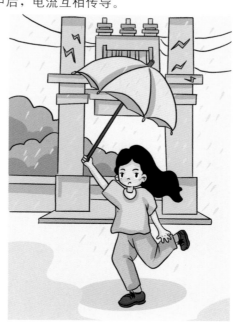

图 5－126　单脚跳跃

或在未切断电源的情况下接触触电者的皮肤和潮湿衣服（图5-127）。在使触电者脱离电源的过程中，救护人最好用一只手操作，以防施救者触电。

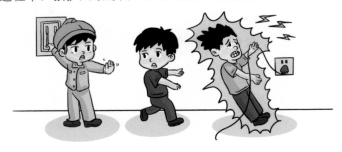

图 5-127　勿直接接触触电者

2. 如果触电者被高压电击伤，施救者需要在安全地带，等待彻底断电后才能接近触电者。

3. 当触电者位于高处时，应采取措施防止其脱离电源后坠落摔伤。触电者从高空坠落后尽量不要移动触电者。

4. 夜间发生触电事故时，应解决临时照明问题，以便在切断电源后进行救护，同时应防止出现其他事故。

第六章　心脑血管疾病第一时间急救

第一节　心绞痛

病例分享：王先生晨练时突发胸痛，这是心绞痛吗？

在一个冬天的早晨，50 岁的王先生起床晨跑时，跑步约 15 min 后，突感胸闷，感觉一块大石头压住胸口，一起晨练的邻居老刘一看，吓坏了，急忙让他就地休息，同时拨打"120"送至医院急诊。在送医途中，王先生感觉胸痛明显好转。入院后急诊医生立即给予抽血、心电图检查，初步判断为心绞痛，给予药物治疗，相关知识宣教后转住院部继续治疗。

心绞痛分为稳定型心绞痛和不稳定型心绞痛。稳定型心绞痛又称劳力性心绞痛，是在冠状动脉狭窄的基础上，由于心肌负荷的增加而引起心肌急剧的、暂时的缺血与缺氧综合征。不稳定型心绞痛是除稳定型心绞痛以外的缺血性胸痛的统称。心绞痛患者常表现为发作性胸痛，疼痛出现后常逐渐加重，持续 3～5 min，一般休息或舌下含服硝酸甘油可缓解。

我国心绞痛的患病率为 0.9%～1.3%，约 1600 万人有过心绞痛病史，其中 900 万人接受过治疗。在美国，不稳定型心绞痛是最常见的住院病因，约 12% 的不稳定型心绞痛患者在 2 年内发生心肌梗死，2 年的存活率是 89%～95%。存活情况决定于冠状动脉病变的数目及左心衰竭的程度。有少数患者，在第一次不稳定型心绞痛恢复之后，渐渐地转为稳定型心绞痛。另外，一些不稳定型心绞痛也不一定会出现严重的并发症，而是渐渐转为稳定型心绞痛（图 6-1）。

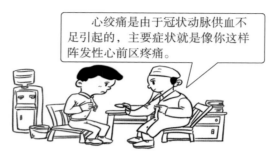

图 6 - 1　心绞痛

一、第一时间识别

4 大症状初步判断心绞痛。

1. 哪儿不舒服？

通常是胸骨体中、上段之后或心前区，也可发生在其他部位，如颈、咽或下颌部，常放射至左肩、左臂内侧达无名指和小指，或至颈、咽或下颌部，每次发作时疼痛部位相对固定（图 6 - 2）。

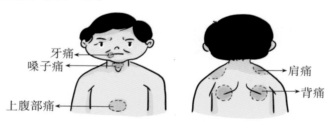

图 6 - 2　疼痛部位

2. 怎么个痛法？

通常有被重物压着或者被勒住、被裹住的感觉，也可有烧灼感，偶伴濒死的恐惧感，一般不会是针刺样、刀割样的疼痛。

3. 痛了多长时间？

一般这种感觉会持续 3～5 min，它可以数天或数星期发作一次，也可一天多次发作，若持续 30 min 以上不能缓解，则要考虑急性心肌梗死的可能性。

4. 什么情况下易发生疼痛？

体力劳动、情绪激动、饱餐、寒冷、吸烟、心动过速、休克等，其疼痛的发生往往是在劳力或情绪激动的当时，而不是在其之后（图 6 - 3）。

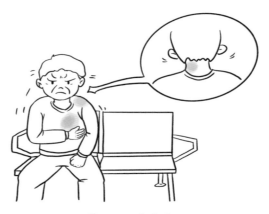

图 6-3　疼痛诱因

二、第一时间应对

心绞痛救治八字诀：休息、吸氧、服药、呼救。

1. 发作时应立即休息，一般活动停止后症状即可解除，消除患者紧张情绪和恐惧感。

2. 解开患者衣领、领带、胸罩、腰带和紧身裤，以利于松解心肺压力，保持呼吸道通畅，有氧气装置吸氧，无氧气装置尽量让患者在空气流通好的地方休息（图 6-4）。

3. 服用急救药物，应随身携带药物，如硝酸甘油、硝酸异山梨酯或者速效救心丸等。舌下含服硝酸甘油（不可以吞服）时请

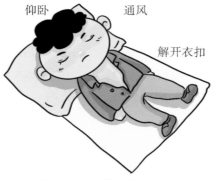

图 6-4　缓解疼痛措施

记住：坐下来含、躺下来含，千万不要站着含。以免全身血管同时张开，大脑立即缺血，出现头晕，甚至昏倒，硝酸甘油 1～2 min 起效，约 30 min 后作用消失，每 5 min 可重复 1 次，但一般连续服用不超过 3 次。硝酸甘油见光易分解，应避光保存，盛放在棕色瓶中。硝酸甘油要注意防潮，开封后 6 个月更换，注意有效期及失效期。硝酸甘油片剂需舌下含服，不可吞服，如患有青光眼、冠状动脉闭塞及血栓形成、脑出血、颅内压增高者禁用。

4. 心绞痛持续发作，口服急救药物不能缓解时，需尽快拨打"120"急救电话。

三、第一时间送医院

心绞痛到心肌梗死仅一步之遥，心绞痛的典型症状是胸痛、胸闷、心前区出现压榨样或烧灼样疼痛，一般会持续 3～5 min。一旦出现上述不适，正确的做法是马上坐下来休息，如果身边带有硝酸甘油，应立即服用。如果服用后不能缓解，可以让周围的人帮忙拨打"120"或将其送入医院，争取黄金抢救时间。

四、心绞痛有几大特点

特点一：难以言喻的"痛"。

心绞痛不仅是有疼痛感，也可有一种难以言喻的不适感，病患常会口述为紧缩感、挤压感，也有少数有濒临死亡的窒息感。

特点二：不会无缘无故发作。

很多种诱因可以诱发心绞痛的发作，如饱食、运动过度、情绪激动、吸烟、寒战之后均可诱发。

特点三：疼痛可跨越胸部。

心绞痛的疼痛主要位于心前区这个巴掌大的位置，但有些患者的疼痛可"跨越"胸部，到达肩部、颈部甚至手指。

五、心绞痛预警的 7 个"信号"，你一定要知道

1. 头痛　头部的一侧或两侧出现神经性跳痛，同时有头晕的感觉，通常在工作劳累的情况下发生，一般休息 3～5 min 即可缓解。

2. 耳痛　少部分患者有单侧耳痛，多伴有胸闷、心悸、血压增高等症状。

3. 牙痛　牙齿的一或两侧明显疼痛。通常左侧多见，但是无法检查出具体的病牙位置，同时这些症状与酸、冷的刺激因素无关，使用止痛药也没有效果。

4. 肩痛　部分患者会出现左肩和左上臂内侧阵发性酸痛。颈部疼痛基本是一侧部位，或双侧出现跳痛或窜痛，同时会有精神紧张和心情烦躁。

5. 咽喉痛　可表现为咽部或喉头部疼痛，沿食管、气管向下放射，伴有窒息感，且咽喉无红肿，上消化道钡餐检查无异常。

6. 面颊痛　少数患者可表现为面颊部疼痛，且有心前区不适。

7. 腿痛　特点是放射痛只到腿的前部，有时达到内侧的 4 个足趾，但不放射到腿的后部。

六、如何预防心绞痛

1. 调整生活方式

（1）避免诱发因素：如情绪激动、精神紧张，饱餐或高脂餐，饮酒、浓茶或浓咖啡，吸烟，便秘，寒冷刺激，过度劳累（搬抬重物、负重登楼、重体力劳动、参加激烈的体育竞赛、快步或逆风行走、追赶车辆）等。

（2）合理膳食：宜选用低热量、低脂、低胆固醇，丰富蛋白质及维生素饮食，并少量多餐，避免暴饮暴食。饮食宜清淡，多食富含维生素 C 和植物蛋白的食物。选择豆油、菜籽油等植物油为食用油，多食鱼、禽肉，各种瘦肉，蛋白。避免食用过多的动物性脂肪和高胆固醇食物，如肥肉。合并有高血压或心力衰竭者，应同时限制食盐，少吃高盐分食物，如罐头、火腿、香肠等加工食品和腊肠、咸鱼、卤味、咸蛋等腌制食品，以及薯片等零食。

（3）戒烟限酒。

（4）合理休息与运动：适当的体力劳动和体育活动，对预防肥胖、锻炼循环系统功能和调整血脂代谢有益。适量运动以有氧运动为主，如慢跑、散步、打太极拳等（图 6－5）。

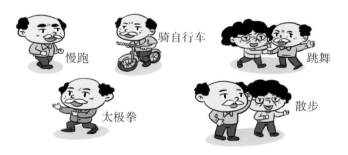

慢跑　　骑自行车　　跳舞　　太极拳　　散步

图 6－5　适量运动

（5）心理调适：保持乐观、愉快的情绪，避免情绪激动，逐渐改变急躁性格，保持心理平衡。

2. 用药指导

（1）硝酸酯类制剂：硝酸异山梨酯、硝酸甘油等。

（2）β受体阻滞剂：常口服美托洛尔、阿替洛尔、比索洛尔等。

（3）钙通道阻滞剂：常用药物有维拉帕米、硝苯地平缓释剂、地尔硫䓬等。

（4）中医中药以活血化瘀、芳香温通和祛痰通络法常用。

3. 病情处置及监测指导　定期监测血压（图6-6）、心电图、血糖、血脂、肝功能等。

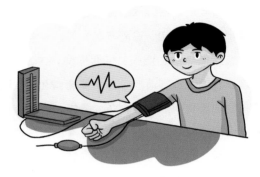

图6-6　血压监测

第二节　心肌梗死

病例分享：刘先生饭后突发胸痛，这是心肌梗死吗？

在一个秋天的中午，50岁的刘先生吃完中饭后，刚看一会电视突发胸口疼痛，感觉一块大石头压住胸口，同时伴有面色苍白、全身冷汗、恶心、憋闷，感觉自己快死掉了，家属李女士一看，吓坏了，急忙拨打"120"。经"120"初步询问病史，心电图检查考虑ST段抬高性心肌梗死，遂马上联系介入科医生，抽血检查，绕行急诊，开通胸痛中心绿色通道，行急诊冠脉造影术＋支架植入术，患者转危为安，手术结束后转入心血管内科病房做进一步治疗。

心肌梗死（简称心梗）是指急性心肌缺血性坏死，为在冠状动脉病变的基础上，发生冠状动脉血供急性减少或中断，使相应心肌严重而持久地急性缺血导致心肌细胞死亡。心肌梗死患者表现为胸骨后疼痛，主要由于激动、饱餐、重体力活动以及寒冷刺激等因素有关，有着起病急、病情危重等典型特点，若不进行及时救治，患者可出现休克、心力衰竭、心律失常，甚者出现死亡。

据不完全统计，心肌梗死在发病后1 h的死亡率高达50%，随着诊疗技术的进展，心肌梗死患者急性期病死率已经大大下降，采取监护治疗后由过去的 30% 左右降至 15% 左右，采用溶栓治疗后进一步降至 8% 左右，住院 90 min 内实施介入治疗后则降至 4% 左右，因此针对此类患者采用第一时间急救，对于保护患者生命有着积极作用。

一、第一时间识别

第一时间识别心肌梗死，为患者赢得宝贵的救治时间，3 个步骤初步判断心肌梗死，你知道吗？

1. 哪里痛？

通常是胸骨后或者心前区，可伴有放射痛，部分病例可放射至左上臂内侧、下颌、颈部、上背部（图 6-7）。

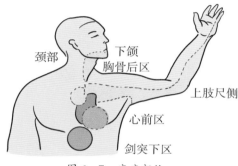

图 6-7　疼痛部位

2. 怎么个痛法？

通常是被重物压住或者被勒住，或者是被裹住的感觉，也有灼烧感。

3. 还有其他不舒服吗？

常伴有恶心、呕吐、上腹部胀痛，还有呼吸困难、咳嗽、发绀、烦躁，疼痛发作时出现低血压的情况。

二、第一时间应对

四步急救方法，躲过心梗一劫！

1. 就地坐下或平躺（图 6-8），避免情绪激动，不可随意搬动。

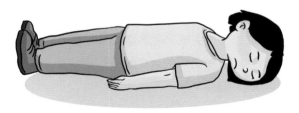

图 6-8　就地平卧

2. 立即拨打"120"等待救护车，不可自驾或打车去医院。

3. 谨慎服药，如果有条件最好给患者测量血压，血压过高或过低时，服药可能加重病情。

硝酸甘油在明确血压不低时再舌下含服。如果没有条件测血压，出现头晕、大汗时，不可盲目服用。

阿司匹林在明确血压不高时服用。如果血压过高，服用大剂量阿司匹林会有脑出血风险。

4. 出现心跳呼吸骤停时，可进行心肺复苏（图 6-9）。如果还有心跳和呼吸，心肺复苏反而会增加室颤风险。

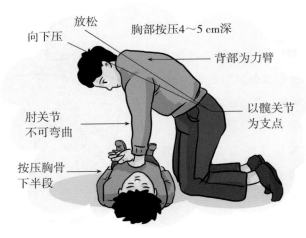

图 6-9　心肺复苏

三、第一时间送医

心梗急救牢记两个"120"：及时拨打"120"急救电话；把握黄金救治 120 min。

时间就是"心肌"，时间就是生命。因心肌缺血而导致的心肌细胞死亡是不可逆的，如果能在 120 min 内可以完成血运重建，即从发病到堵塞的血管被开通，可大大降低病死率和致残率，取得良好的治疗效果。

四、你是心梗的"候选人"吗

心梗虽然青睐中老年人，但现在越来越年轻化，并且中青年人突发心梗造成的心肌损伤，往往更严重。

中青年人心脏功能活跃，出现狭窄后，侧支循环还没建立完备，心梗极易导致大面积心肌坏死。

老年人的血管狭窄，一般经历了三四十年的病变过程，血管的侧支循环已经建立起代偿功能。

有以下生活习惯或基础疾病的人，更有可能成为心梗的"候选人"（图6-10）：

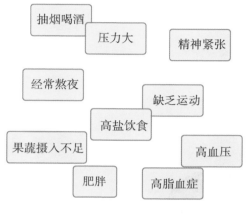

图6-10　心梗"候选人"

五、心梗前的十个预兆，你了解吗

预兆一：胸口被胶带缠绕。

胸口感觉被胶带缠绕，或有被束缚感，当心是心梗的预兆（图6-11）。

预兆二：双耳突聋。

双耳突聋跟心血管堵塞有直接的关系。有很多都会出现听力下降，有的双耳嗡嗡响，术后症状马上消失。

预兆三：牙痛。

牙痛，尤其是牙痛的部位，确实存在牙病（图6-12），特别容易漏诊、误诊。

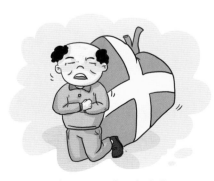

图6-11　胸口束缚感

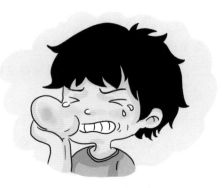

图6-12　牙　痛

预兆四：头晕，头疼。

有一老年人经常头晕，活动走路后头痛、后脑勺痛，直到发现右冠出现严重狭窄而且钙化，经处理后症状消失。

预兆五：脚底疼痛。

脚底针刺一样的疼痛（图6-13）。这种症状虽然不多见，但是千人千面，心脏报警的途径也是千变万化。

预兆六：肩胛骨疼。

曾有一患者，肩胛骨好像漏风一样凉丝丝地疼痛（图6-14）。机缘巧合发现心脏问题，治疗后不疼。

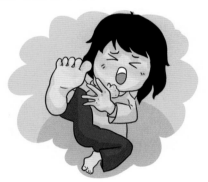

图6-13　脚底疼痛

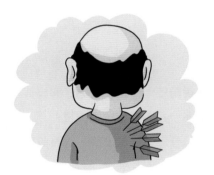

图6-14　肩胛骨痛

预兆七：左上肢无力、左腿酸麻胀疼。

很多患者表现为左侧肩胛骨和左上肢的难受、酸胀，有的使不上力气，左腿一直酸麻胀痛，检查时发现心肌缺血。通过药物或者手术改善之后，症状消失。

预兆八：突然变懒、乏力。

这个症状在高龄老人中比较常见。没有其他不适，就感觉困乏，不想动，犯懒，这时候要高度警惕心肌缺血问题。

预兆九：脐周疼痛。

一50岁左右的先生，早晨刚开始表现为肚脐周围疼痛（图6-15），以为是闹肚子，但是痛得越来越强烈。到医院后，医院结合天气寒冷、体温不高、年龄和症状，查心电图时发现心梗。经血栓抽吸手术后，该先生的脐周疼痛消失。

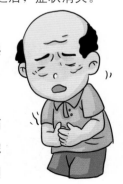

图6-15　脐周疼痛

预兆十：睁不开眼睛。

如果眼睛突然看不清了，甚至睁不开了，也要关注自己的小心脏。

六、六件小事预防心梗

尽管心梗发病急，病情重，但研究发现，90%的心梗是可以预防的。

1. 七八分饱清淡饮食：控制肥肉、动物内脏等高甘油三酯、高胆固醇的食物摄入。

2. 排便不过于用力：为保证大便通畅，适当多吃新鲜果蔬和粗粮，多喝水、适量运动。

3. 运动量力而行：最好进行快走、慢跑等温和的有氧运动，运动时间不宜过长，半小时左右为宜。

4. 及时释放压力：及时把烦恼等不良因素发泄出来。心情紧张时自然站立，闭上双眼，做深呼吸有助放松身心。

5. 提防晨起突发心梗：晨起动作应轻柔缓慢。高血压患者需遵医嘱，看是否需要在睡前服用长效降压药，控制第二天清晨的血压。

6. 注意保暖：外出时应做好保暖，护好头部、手部、脚部。回到室内也不能急着脱掉衣帽，尽量减少血压的波动。

第三节 高血压急症

病例分享："潜伏"的高血压急症

49 岁的刘先生本身有高血压家族史，两年前在单位体检时就查出自己患上高血压了。平时体格很好的刘先生并没有太在意，也没有及时治疗。前几天，他突然呼吸困难，不能平卧，家人焦急万分，又不知该如何处理，立即拨打了"120"急救电话。到医院检查后发现刘先生是因为情绪激动引发高血压急症，幸好送医及时，否则后果不堪设想。

随着我国工业化、城镇化、人口老龄化进程不断加快，居民生活方式、生态环境、食品安全状况等对健康的影响逐步显现，慢性病发病、患病和死亡人数不断增加。慢性病已成为严重威胁我国居民健康的重大公共卫生问题，其中高血压（图

6-16）人数就高达 2.66 亿人。在这群庞大的高血压人群中，只有 30.5% 的高血压患者被医生明确诊断，而在这些明确诊断的高血压患者中仅 46.4% 的患者接受了治疗，即使在接受治疗的患者中，血压的控制率仅为 29.6%。很多人之所以对高血压不够重视，是认为高血压是一种慢性病，不会威胁生命。事实上，如果高血压不控制，引发高血压急症，出现心血管死亡风险是非常高的。

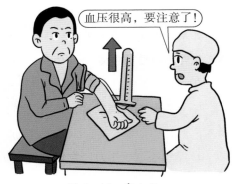

血压很高，要注意了！

图 6-16　高血压

高血压急症是指原来没有高血压，或者有高血压，但血压一直相对平稳，突然出现血压急剧升高，并出现一系列严重临床症状的情况。高血压急症属于严重的心脑血管疾病之一，如果不及时处理，可能引起脑卒中、偏瘫、失明，甚至死亡等严重后果。

一、第一时间识别

高血压急症一般可分为三种类型：高血压危象、高血压脑病、恶性高血压。三者的共同特点是血压突然急剧升高，不同的是，高血压危象以全身症状为主，如眩晕、头痛、视物模糊、心悸、面色潮红或者苍白、无力等。高血压脑病主要表现为脑部症状，如剧烈头痛、头晕、意识模糊，甚至昏迷等。恶性高血压主要表现为血压急剧升高，同时出现急性肾功能损害，甚至肾衰竭，如水肿、少尿、蛋白尿，抽血检查肾功能异常。

快速识别，请记住以下三点：

出现头晕、心慌、恶心、出冷汗、四肢冰凉，可能是高血压危象。

头痛、恶心、呕吐、视物模糊，可能是高血压脑病。

突然血压急剧升高伴有急性肾功能不全，可能是恶性高血压。

二、第一时间应对

1. 如果出现心悸、呼吸困难、不能平躺，请将患者双腿下垂于床边，有条件的立即吸氧，并马上联系急救中心。

2. 如果出现高血压脑病症状，让患者卧床休息，嘱其不要紧张，放松情绪，以免血压进一步升高。立即服用降压药（不能含服，要口服吞下）。如果家里有利尿药、镇静药，也可服用。然后联系急救中心。

3. 如果出现心前区疼痛、胸闷、大汗、面色苍白等疑似心肌梗死症状，让患者立即安静卧床休息，服用一片硝酸甘油，有条件者吸氧。联系急救中心。

4. 如果出现头痛、呕吐，甚至意识障碍或肢体瘫痪等脑血管意外的表现，立即将患者平卧，头偏向一侧，保持患者身体不要乱动，防止呕吐物误吸至气管。联系急救中心（图6-17）。

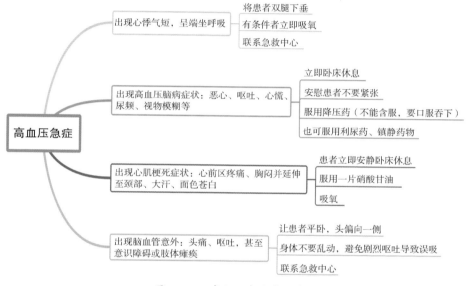

图6-17 高血压急症急救导图

三、第一时间送医

发生高血压急症，切不可掉以轻心，不要认为通过休息、用药后让血压降下来，就不用去医院治疗了。因为高血压急症可能会导致心、脑、肾脏等重要器官的损害，需要到医院进行进一步的检查和治疗。因此，一旦发生高血压急症，需要立即联系急救中心，尽快到医院接受治疗，以尽可能减轻对身体的损害。医生会通过对病情的评估，结合检查结果，针对患者的具体情况制订个体化的血压控制目标和用药方案，迅速恰当地将患者血压控制在目标范围内，保护靶器官。

四、高血压的小知识

1. 什么是高血压？

高血压是指以动脉收缩压和（或）舒张压持续升高为主要临床表现的综合征。

在未使用降压药的情况下，有 3 次血压值均高于正常，即收缩压（俗称高压）
≥140 mmHg 和（或）舒张压（俗称低压）≥90 mmHg，而且这 3 次血压测量不在
同一天内。高血压分为原发性高血压和继发性高血压（表 6 - 1、表 6 - 2）。

表 6 - 1　各年龄段正常血压标准　　　　　　　　　单位：mmHg

年龄/岁	收缩压（男）	舒张压（男）	收缩压（女）	收缩压（女）
16～20	115	73	110	70
21～25	115	73	110	71
26～30	115	75	112	73
31～35	117	76	114	74
36～40	120	80	116	77
41～45	124	81	122	78
46～50	128	82	128	79
51～55	134	84	134	80
56～60	137	84	139	82
61～65	148	86	145	83

表 6 - 2　高血压分级标准　　　　　　　　　单位：mmHg

分类	收缩压		舒张压
正常血压	＜120	和	＜80
正常高值	120～139	和/或	80～89
高血压	≥140	和/或	≥90
1 级高血压	140～159	和/或	90～99
2 级高血压	160～179	和/或	100～109
3 级高血压	≥180	和/或	≥110

2. 哪些人群容易患高血压？

（1）有高血压家族史的人群。

（2）情绪易激动的人群，因交感神经兴奋导致肾上腺素水平上升会引起血压
升高。

（3）喜欢"重口味"、摄入盐量偏高的人群。

（4）吸烟、嗜酒人群。

（5）工作或生活压力大的人群。

（6）缺乏运动、肥胖人群。

高血压并不只是在老年人群中有，按患病群体不同，可分为儿童与青少年高血压、妊娠高血压、中青年高血压和老年高血压（图6-18）。

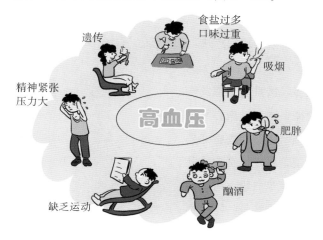

图6-18　易患高血压人群

3. 哪些因素会诱发高血压急症？

（1）寒冷刺激、精神创伤、外界不良刺激、情绪波动和过度疲劳等。

（2）应用单胺氧化酶抑制剂治疗高血压，并同时食用干酪、扁豆、腌鱼、啤酒和红葡萄酒等一些富含酪氨酸的食物。

（3）应用拟交感神经药物后发生节后交感神经末梢的儿茶酚胺释放。

（4）高血压患者突然停用可乐定等降压药物。

（5）经期和绝经期的内分泌功能紊乱。

4. 高血压患者怎样正确服药？

（1）在医生指导下坚持服药，了解药物的作用及副作用。

（2）不能擅自突然停药，如果突然停药，可导致血压突然升高，冠心病患者突然停用β受体阻滞药可诱发心绞痛、心肌梗死等。

（3）使用降压药过程中，体位改变时动作应尽量缓慢，特别是夜间起床小便时更要注意。

5. 如何预防高血压？

（1）低盐饮食（每天食盐量不超过 6 g）、低脂及少食含胆固醇高的食物。

（2）肥胖者应减轻体重。

（3）预防便秘。

（4）戒烟，避免过度饮酒。

（5）避免长期过度的紧张工作和劳累，劳逸结合，并保证充足的睡眠。

（6）选择合适的运动和放松疗法，如散步、气功、太极拳、音乐疗法等。

6. 记忆小口诀

高血压患者数多，慢性病也急发作。

劝君作息要规律，饮食健康心平和。

平时血压常监测，随意服药害处多。

急性症状如出现，稳定情绪安静卧。

降压药物勿含服，氧气吸入有则做。

急救中心虽快速，现场救护不可拖。

第一时间来急救，缓解危机安全获。

第四节　脑出血

病例分享：大妈清晨起床上厕所，突然摔倒在地，这是中风了吗？

　　有 20 年高血压病史的王大妈和往日一样晨起上厕所，自感便秘后用力，突然一下摔倒在厕所发出一声巨响，引起了正在做早餐的老伴的注意，老伴情急之下连忙拨打"120"送至医院急诊。急诊医生初步判断考虑急性脑卒中，查头颅 CT 见颅内出血，遂马上联系神经内科医生。神经内科医生火速赶往急诊，再次详细询问病史，进行相关体格检查，确诊为急性脑出血。鉴于患者发病时间短，出血量未达到手术指征，采取保守治疗：安静卧床，脱水降颅压，调整血压，防治继续出血及并发症，治疗顺利，患者转危为安，转入神经内科病房做进一步治疗。

　　脑出血（出血性卒中）属于脑卒中的一种，俗称脑溢血，年发病率为 60～80/10 万人，急性期病死率为 30%～40%。据统计，我国每 21 s 就有一人死于脑血管疾病，其中脑出血是最严重的一种，脑出血起病急，发作快，常在几十分钟或者数小时就达到高峰，而因为脑出血发生在颅内，肉眼不能看到，所以需要及早认识脑出血信号（图6-19）。

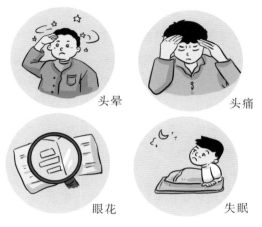

图 6-19　脑出血症状体征

一、第一时间识别

脑出血的早期信号"5突然"，早发现可救命！

1. 突然面部或肢体麻木、无力。

2. 突然一侧或双侧眼睛看不清东西。

3. 突然出现没有原因的严重头痛（图6-20）。

4. 突然昏迷。

5. 突然行走困难、头晕、身体不能平衡（图6-21）。

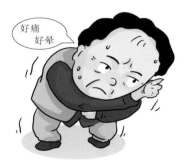

图 6-20　头　痛

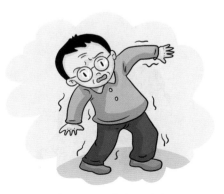

图 6-21　身体不平衡

二、第一时间应对

（一）规避四大误区

1. 误区一：使用土方法"掐人中"。

危害：可能压迫患者口腔、鼻子，导致患者窒息。

2. 误区二：家属情绪激动，用力摇晃患者。

危害：可能加重出血量，造成颅内压增高，甚至形成脑疝等其他损害。

3. 误区三：不拨打"120"，或拨打"120"地点告知不确切。

危害：错失救治黄金时间。

4. 误区四：过度相信网络，遇事"百度"。

危害：可能延误最佳治疗时机。

（二）正确现场救护措施

1. 保持周围安静，让患者保持平躺，尽量减少搬动。

2. 把头偏向一侧避免呕吐引起窒息（有假牙需取出），松解衣扣，保持呼吸通畅。

3. 如果患者出现呕吐，可以用手掏出口腔内和呼吸道的异物。

4. 密切关注呼吸情况，出现呼吸、心搏骤停，立即进行人工心肺复苏。

5. 第一时间拨打"120"急救，同时防止患者乱动，不要自行前往，防止造成其他影响。

三、第一时间送医

发生脑出血后，除了正确急救，最重要的是及时送医，每一秒都是关键。

1. 拨打"120"时（图 6－22），正确表述所在地址，简要描述病情（介绍患者相关信息非常重要），尽量保持镇静，讲话清晰简练，保持联系畅通。

2. 清理抢救通路，确保"120"急救人员通行顺利，最好有一位领路人（图6－23）。

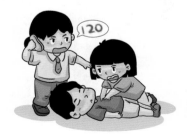
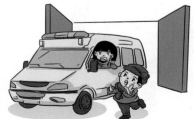

图 6－22　拨打"120"　　　　图 6－23　清理抢救通路

3. 可以提前通知接收医院，并开通急诊绿色通道，以最快的速度诊治，赢得黄金救治时间。

四、我们如何理解脑出血

进入大脑的血管一共 4 条，2 条颈动脉和 2 条椎动脉，四条血管供应我们全脑的血流，1 min 跑到脑内的血流量相当于全身的 20%，而大脑只占身体重量的 2%～3%，如此可见脑部血管的丰富程度了。

大脑就像一块土地，一部分种了小麦，另一部分种了水稻，当然还有很多很多庄稼，而血管就像是浇灌土地的沟渠，沟渠被冲开，水冲到了田地里，所有的庄稼都被淹死了；对应脑袋，就是脑血管破裂后，血液直接冲到了大脑里，形成血肿，压迫脑组织，这种灾难就是脑出血了。

所以一旦发现有人脑出血，必须立即急救，并送往医院进行救治，才能尽量减少致残和致死的概率，避免不可挽回的后果！

五、你知道脑出血的"八大征兆"吗

脑出血是一种常见且严重的急性脑血管疾病，尤其是秋冬和冬春季节变化时高发，患者常因过度用力、情绪激动等原因诱发。一般会出现肢体偏瘫、失语、意识障碍等神经系统损害，有着起病急骤，病情凶险，致残和致死率高等特点，如不及时发现和及时治疗，可能会引起重度致残及死亡。而实际上，约有一半脑出血患者，在发病前会出现一些先兆表现，如能充分认识和足够重视这些先兆，便能有效地把握住防治该病的最佳时机。下面让我们一同记一记脑出血的"八大征兆"：

1. 头晕　往往是最先表现也最普遍的情况，感到周围环境不停旋转，重者无法站立或者突然晕倒在地（图 6‑24）。

2. 流鼻血　经常出现反复性的鼻出血（图 6‑25）。

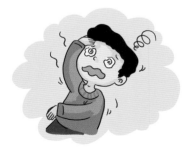

图 6‑24　头　晕

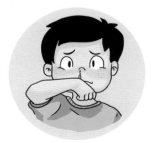

图 6‑25　鼻出血

3. 头痛 突然发作剧烈的头痛，或病程较长期的头痛有逐渐加重的趋势，多伴有恶心呕吐的症状表现。

4. 身体发麻乏力 身体异常通常会感到麻木、乏力、不能灵活运动（图6-26），手持物掉落，走路不平稳，一瘸一拐，或者向另一侧摔倒或一侧肢体瘫痪。

5. 脖颈僵硬 颈项背部酸痛以及僵硬，颈部变得僵直（图6-27）。

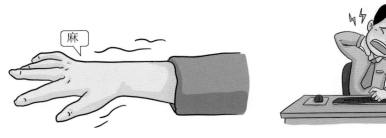

图6-26 肢体麻木   图6-27 颈项酸痛

6. 视物模糊 眼睛看东西有重影出现，或者突然出现眼部胀痛，视物模糊，结膜下出血等表现（图6-28）。

7. 语言障碍 和他人交谈时突然说不出话，或口齿不清，完全听不懂别人所说的话，甚至口不对心，嘴歪，流口水（图6-29）。

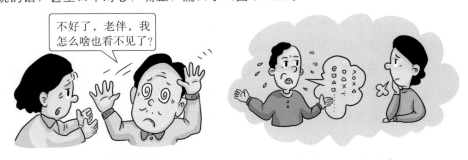

图6-28 视物模糊   图6-29 口齿不清

8. 意识障碍 原因不明的困倦，嗜睡，神志不清醒，特别伴大小便失禁者，尤其应引起重视。

六、如何预防脑出血

脑出血与诸多因素有关，那么在日常生活中，我们又该如何预防？

1. 平和心态 保持健康平和的心态，避免精神过度紧张、激动和疲劳，是预防脑出血的重要因素（图6-30）。

2. 控制血压　一旦确诊高血压，患者需遵医嘱正确服用降压药，生活中时常监测血压变化（图6-31）。

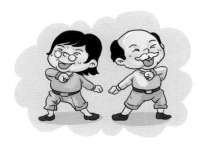
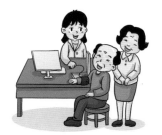

图6-30　心态平和　　　　　图6-31　调控血压

3. 生活规律　早睡早起，合理工作，按时休息，保证充足睡眠，避免过度劳累。同时养成每天运动的习惯，老年人可以尝试如快走、慢跑、太极拳、广场舞或其他活动，每天至少30 min，可以在多方面改善身体健康状况。

4. 养成科学饮食习惯　多食入谷物及鱼类、蔬菜瓜果、豆类、坚果等，少食动物脂肪或胆固醇含量高的食物，糖也不宜过多，戒烟，戒酒。

5. 保持大便通畅　避免过度用力排便，导致血压突然升高（图6-32）。

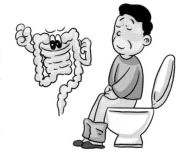

图6-32　保持大便通畅

6. 动作宜缓　老年人晨间睡醒时不要急于起床，最好做到"3个30 s"：醒来先静静平躺30 s，完全清醒后再起身；床边稳坐30 s；无不适，再缓慢起身稳站30 s，方可行走。同时蹲下、弯腰、起身等改变体位时，动作务必要缓，可有人从旁协助。

7. 定期检查　动态了解血压、血糖、血脂变化和心脏功能情况，发现动脉硬化，务必早期治疗，降低血脂及胆固醇，以保持血管弹性（图6-33）。

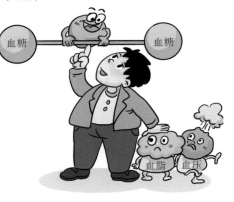

图6-33　治疗"三高"

第五节　脑梗死

病例分享：大爷半夜醒来突然说不了话，这是中风了吗？

　　最近天气骤然变冷，平时身体健朗的刘大爷半夜醒来突然不能说话，并不自主流口水，自己到底怎么了？刘大爷内心焦急想大声呼救，却叫不出声来，情急之下打翻了床头的玻璃杯，幸好半夜起来上厕所的儿子小刘闻声赶来，急忙拨打"120"送至医院急诊。急诊医生初步判断为急性脑卒中，查头颅 CT 未见颅内出血，遂马上联系神经内科医生。神经内科医生火速赶往急诊，再次详细询问病史，进行相关体格检查，确诊为急性脑梗死。鉴于患者发病时间短，尚在溶栓时间窗内，排除溶栓禁忌证后，快速启动溶栓程序，经患者及家属同意立即予溶栓治疗。溶栓治疗顺利，患者转危为安，转入神经内科病房做进一步治疗。

　　脑卒中又称中风，是肆虐中国人的第一杀手，是造成中国人寿命损失的第一大病因，平均每 16 s 就有一个中国人死于中风，更可怕的是中风不仅仅是老年人的专利，在我国 15～49 岁的青中年里，中风也是主要的死因之一（图 6-34）。目前我国罹患脑中风的人数约为 700 万人，每年新发脑卒中患者高达 150 万～200 万人，发病率居世界第一。

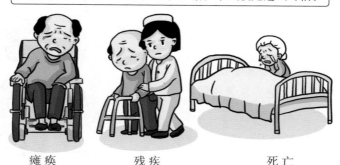

中风患者轻者半身不遂、瘫痪在床、重则不省人事、一命呜呼，让人闻之色变。是的，没错，中风就是这么可怕！

瘫痪　　　　　残疾　　　　　死亡

图 6-34　中风后遗症

　　脑卒中分为缺血性卒中（脑梗死）和出血性卒中（脑出血），其中缺血性卒中占全部卒中的 60%～80%。而急性缺血性脑卒中的治疗关键在于发病 4.5 h 内给予积极的溶栓治疗，如能在 3 h 内溶栓效果更好。然而数据显示，我国仅有 16% 的急性缺血性卒中患者在发病后 3 h 内被送到医院，而这其中仅有 1.3% 的患者接受溶栓治疗。我国溶栓治疗率低下的原因既有公众对卒中的先兆体征和危险因素认识不足，也有现存救治体系不能延伸至基层有关。

一、第一时间识别

　　第一时间识别脑梗死，为患者赢得宝贵救治时机，我们可以用"中风120"三步法（图 6-35）来快速识别脑梗死。

　　1. 看"1"张脸：脸不对称，嘴巴歪。

　　2. 查"2"只胳膊，单侧无力不能抬。

　　3. 聆"0"听，说话口齿不清，不明白。

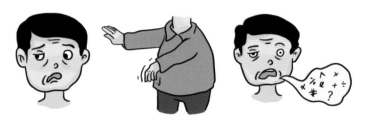

图 6-35　"中风 120"三步法

二、第一时间应对

　　1. 让患者保持平躺，不需要垫枕头。把头偏向一侧避免呕吐引起窒息。

　　2. 患者如衣领过紧或戴有假牙，要及时解开扣子和取出假牙，以免呼吸不畅。

　　3. 如果患者出现呕吐，可以用手掏出口腔内和呼吸道的异物。

　　4. 第一时间拨打"120"：急救系统对城市具备溶栓能力的医院了如指掌，可以提前通知接收医院，并开通急诊绿色通道，以最快的速度溶栓，赢得黄金救治时间。

三、第一时间送医

　　发生中风后，最重要的是及时送医。发病后 4.5 h 内是缺血性脑中风的"黄金救治时间窗"，想要赢得最佳治疗时机，一定要避免三个陷阱（图 6-36）：

　　1. 陷阱一　错把中风当成"累"，因"不认识"错失时间窗。

2. 陷阱二　打电话咨询，因"不着急"错失时间窗。

3. 陷阱三　出租车或私家车就医，因"不打120"错失时间窗。

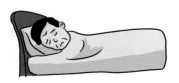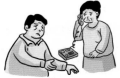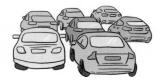

图6-36　三个陷阱

四、脑梗死有多危险？这些知识，你一定要知道

作为普通人的我们，如何理解脑梗死？我们的血管内部流通血液如同高速公路一般地存在，帮助我们调节身体各项功能稳定，可一旦这条"高速路"堵了，就意味着我们要面临缺氧的风险。

人可以硬挺着几星期不吃饭，几天不喝水，但几分钟没有氧气就会脑死亡。而高血压、高血脂、肥胖、抽烟，都是破坏血管的"祸首"，不良生活习惯导致血管里堆积厚厚的脂肪，血管变得越来越堵。恶性循环，久而久之，在某一个特定的环境下，血压一高，坏事就来。血管被堵，后续的血液受阻，血栓越长越大，脑细胞缺氧窒息，也就是所谓的缺血性中风了。

一旦发现有人脑梗死，必须马上送往医院，立即介入治疗，才能提高存活率，避免不可挽回的后果，只有第一时间治疗，才能溶解血栓让大脑的血管恢复供血！

五、脑梗死的10大"暗号"，你了解吗

脑梗死有着吓人的"四高特点"：高发病率、高死亡率、高复发率、高致残率。患者轻则偏瘫，重则失去生命。有的脑卒中看起来不那么严重。患者可能最初只是感觉有一点没力气，走路的时候脚有点沉重，按纽扣、系鞋带的时候手有点不利索，讲话也有一点点含糊不清，像含了一口水。心里想着"睡一觉说不定就好了"，结果等到两三天以后病情加重再去医院，就已经错过了最佳救治时机，后悔莫及。因此，识别脑梗死的10大"暗号"尤为重要。

1. 流口水　突然说话不利索或流口水。对于原本就有高血压、糖尿病等脑梗死危险因素的老年人来讲，经常流口水很可能是脑梗死的先兆（图6-37）。

2. 突发性眩晕　眩晕是脑梗死前兆中极为常见的症状（图6-38），可发生在任何时段，尤以清晨起床时最常见。此外，在疲劳、洗澡后也易发生。特别是高血

压患者，若1～2 d内反复出现5次以上眩晕，发生脑出血或脑梗死的危险性将增加。

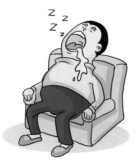
图6-37 流口水

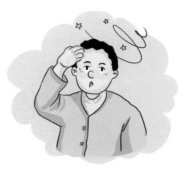
图6-38 眩 晕

3. 突发性剧烈头痛　突然发生剧烈头痛且伴有抽搐，近期有头部外伤史且伴有昏迷、嗜睡，头痛的性质、部位、分布等发生了突然变化，因咳嗽用力而加重头痛，头痛剧烈且在夜间痛醒者易发脑梗死。

4. 哈欠连连　80%的缺血性脑卒中患者，发病前5～10 d会出现哈欠连连的现象（图6-39）。

5. 步态异常　步履蹒跚、走路无力是偏瘫的先兆症状之一（图6-40）。如果老年人的步态突然发生变化，并伴有肢体麻木无力，则是发生脑血管病的前兆，如脑梗死。

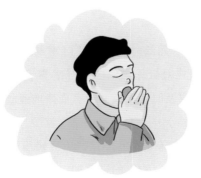
图6-39 哈欠连连

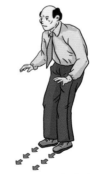
图6-40 步履蹒跚

6. 视物模糊　表现为短暂性视力障碍或视野缺损，多在1 h内自行恢复。

7. 剃刀落地　指自己持刀刮胡子时，头转向一侧，突然感觉手臂无力致剃刀落地，1～2 min后完全恢复。这是由于转头扭颈时，引起已经硬化的颈动脉扭曲加重狭窄，导致颅脑供血不足所致。

8. **血压异常**　血压突然升高到 200/120 mmHg 以上时，是发生脑梗死的前兆。

9. **高血压患者鼻出血**　这是值得注意的一种危险信号。若高血压患者数次大量鼻出血（图 6 - 41），再加上眼底出血、血尿，半年内可能发生脑梗死。

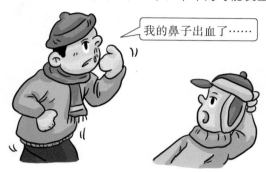

我的鼻子出血了……

图 6 - 41　鼻出血

10. **偏侧麻木**　偏侧麻木即短暂性脑缺血发作，严格说来，这已是最轻型中风。据随访观察，短暂性脑缺血发作后 3～5 年，半数以上的人会发生缺血性脑卒中。

六、如何预防脑梗死

预防比治疗更有价值！

绝大部分的脑卒中患者能找到发病原因，可防可控，我们现在就可以提早采取措施来预防（图 6 - 42）。

1. **控制血压**　高血压是脑卒中的头号元凶。生活中要经常测量血压，如果你的收缩压（高压）经常高于 140 mmHg 或舒张压（低压）经常高于 90 mmHg，就需要及时就医。如果确诊了高血压，建议及时药物控制、有规律地运动锻炼以及饮食调整。

2. **控制胆固醇**　高胆固醇也是引发脑卒中的危险性因素。轻度胆固醇升高可通过减少饮食脂肪和适度运动就能控制，中、重度的则需加以药物治疗。

3. **控制血糖**　定期验血了解自己的血糖情况。糖尿病会增加罹患脑卒中的风险，平时需要增加有规律地有氧运动、认真调整饮食，合理控制血糖。

4. **拒绝高盐**　过量吃盐会增加患高血压风险，每天吃盐不超过 6 g，重口味者建议使用低钠盐。

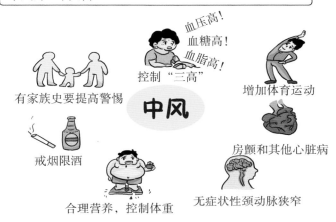

预防中风，控制高危因素，防患于未然，掐灭可以引起中风的"小火苗"

血压高!
血糖高!
血脂高!
控制"三高"

有家族史要提高警惕

增加体育运动

中风

戒烟限酒

房颤和其他心脏病

合理营养，控制体重

无症状性颈动脉狭窄

图 6-42　中风预防措施

5. 严格戒烟，限制饮酒量　烟酒是引发众多疾病的很重要因素，吸烟百害无一利，酒可以隔一段时间少量喝一点，但千万不能酗酒。

6. 规律运动　养成每天运动的习惯，特别是增加有氧运动。快走、慢跑、骑车、游泳或其他活动，每天至少 30 min，可以在多方面改善身体健康状况，同时能显著减少患脑卒中的危险性。

7. 放松颈肩　增加血管的抗压力，促进颈部血管平滑肌松弛，减少胆固醇沉积，预防脑卒中的发生。

8. 定期体检，及时就医　40 岁以上人群注意定期体检，我国 40 岁以上脑卒中患者占比高达 60%。高危人群还要定期检查血脂、同型半胱氨酸、颈动脉超声、脑血管 CTA 等。

第七章　常见突发疾病第一时间急救

第一节　晕　厥

病例分享：突发人事不省晕倒，会要命吗？

2012 年 9 月 11 日刚被任命为候任日本驻华大使的西宫伸一，13 日上午，在东京都涩谷区自宅附近突然倒地，被路人发现报警，送往医院救治。16 日上午在东京的医院内去世。对于西宫伸一的死因至今没有官方的说法。有媒体指出，西宫可能是由于脑溢血死亡，称此前他随野田参加亚太经合组织（APEC）峰会时过度劳累。到底西宫因何晕倒，我们目前不得而知，但就哪些晕倒很危险，急救不及时会危及生命，我们需要了解并掌握。

晕厥是由于各种原因引起的大脑一时性、广泛性供血不足而突然出现的短暂性意识丧失。一般不伴有惊厥、咬破舌等。发生晕厥的原因有很多种，常见的有：

1. 血管舒缩障碍　多见于年轻体质较弱的女性，因疼痛、紧张、恐惧、疲劳、空腹、天气闷热等诱发，站立或坐位时发作，意识丧失伴有血压下降、心率减慢、面色苍白、冷汗，醒后无力、头晕。

2. 直立性低血压性晕厥　久站、久坐或久蹲，血液蓄积于下肢，导致脑供血不足。一般伴有血压下降，心率快，面色苍白，平卧后迅速缓解。

3. 心源性晕厥　最严重，多有器质性心脏病，出现心律失常、心搏骤停等，任何体位均可发生，持续时间可达数分钟，可伴有大小便失禁，心搏停止。

4. 脑源性晕厥　脑血管循环障碍，导致一过性脑供血不足，多数有器质性疾病，如脑动脉硬化、高血压等，频繁发作多预示将发生严重的脑梗死。

5. 血液成分异常　常见于低血糖、重度贫血等，有乏力、冷汗、饥饿感。

6. 精神疾病　癔症发作时可导致晕厥，多见于青年女性，经常性发作，晕厥时倒地缓慢，持续时间不等，心率、血压可正常。

7. 其他晕厥原因　晕针、晕血、大出血、运动性晕厥等。

高血压、脑梗死、脑血管痉挛等脑血管疾病；心律失常、心肌梗死等心血管疾病；直立性低血压、低血糖、贫血、癔症等都容易导致晕厥，但不是所有晕厥后都会发生死亡。其中，心脑血管疾病引起的晕厥要格外引起重视，它们是最容易导致死亡的。

晕厥后死亡者中 80% 以上都是心源性的。这类患者心室颤动或心脏停搏发生 3 s 后，就会因脑缺氧感到头晕；10～20 s 后，就会出现意识丧失；4 min 后脑细胞就会出现不可逆转的损害，进入脑死亡阶段；如果在 6 min 之内得不到抢救，患者随即进入生物学死亡阶段，生还希望就极为渺茫，超过 8 min 基本没有希望了。

焦虑、高压、抑郁等负面情绪，会造成自主神经功能紊乱，一是会诱发心律失常，二是导致血管痉挛，从而增加血栓形成的风险，甚至诱发梗死。因此，过度紧张疲劳、剧烈的情绪波动、熬夜等都有可能诱发晕厥，甚至导致死亡。

一、第一时间识别

第一时间识别晕厥（图 7-1），为患者赢得宝贵救治时机。

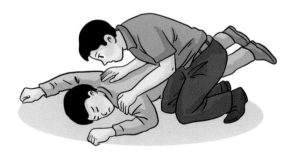

图 7-1　识别晕厥

1. 典型症状　突然意识丧失，摔倒在地，片刻后即恢复如常。

2. 发作特点　发作时间短暂，意识丧失时间一般少于 30 s，第一时间妥善处理后可自行恢复意识，大多没有后遗症。

二、第一时间应对

如果遇到有人晕倒，是惊慌失措，马上拨打 "120"，还是准备掐人中呢？我们来了解一下遇到晕厥的正确处理方法。

1. 当身边的人突然发生头晕、眼黑、站立不稳时，应该立即上前扶住他，并帮助他就近平躺下来，抬高下肢（图 7-2）。

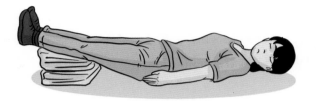

图 7-2　抬高下肢

2. 将患者的衣领扣子解开（图 7-3），如果有领带的先松开，腰带也要放开；如果是女性，应该将内衣扣松开，这样可以帮助其呼吸顺畅。注意周围环境，疏散周围人群，避免围观，保证空气流通（图 7-4）。

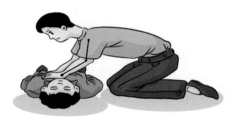 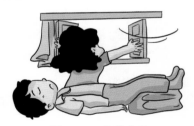

图 7-3　解开衣扣　　　　　　图 7-4　开窗通风

3. 有的患者在晕厥时还会伴有呕吐，这种情况下应使其头部歪向一侧，防止呕出物被误吸入气管引起窒息（图 7-5）；老年人如有假牙，也应取出。

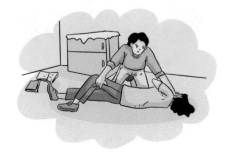

图 7-5　头偏一侧

4. 可以用手指掐患者的人中（图 7 - 6）或手掌的虎口处，或者用风油精涂其太阳穴，帮助其苏醒。

5. 注意观察患者意识、面色、呼吸、脉搏、四肢温度，有无尿失禁等，查看有无外伤（图 7 - 7）。

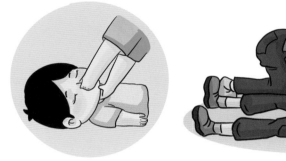

图 7 - 6　掐人中

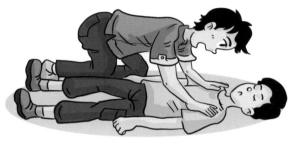

图 7 - 7　查看患者

6. 如果患者清醒后可以喂服热糖水，不应立即让他起身坐着或是站立，充分休息后慢慢坐起，以免晕厥再次发生。

7. 如果未恢复意识，应检查脉搏，准备心肺复苏。可以触摸脖子正中的气管旁边，感觉是否有搏动。如果没有脉搏，应该马上启动胸外心脏按压，如果不熟悉胸外心脏按压，需要求助其他目击者或者在"120"电话指导下进行。

三、第一时间送医

要在第一时间拨打"120"，马上送医院，尽快获得专业的急救（图 7 - 8）。如果之前出现过类似症状，马上到相关的医院做检查，避免不注意检查发现不了病情而无法进行及时的诊断。

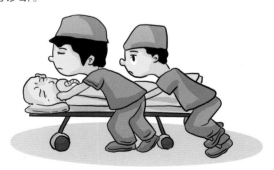

图 7 - 8　送医救治

四、晕厥危险吗？这些知识，你一定要知道

晕厥是因为脑组织缺血导致的短暂性的意识和肌力丧失，发作快而持续的时间比较短暂。一般来说危害不大，恢复后没有什么副作用。但若是因为心脏问题导致的晕厥就要引起重视了。心脏如同发动机一样，心脏出了问题就会导致比较严重的情况。而晕厥后会因为突然的失去意识倒地后，头部、四肢等部位因为发生碰撞而发生严重的外伤，或留终身的残疾，甚至失去生命。一般晕厥会出现先兆反应，发现后要及时躺下。

1. 眩晕患者发作期会出现旋转、呕吐，同时还会造成迷路、前庭、耳蜗器官损害，造成耳蜗毛细胞死亡和前庭功能丧失，进而引起耳鸣、耳聋、共济失调等危害性。如不及时治疗很容易引起思维下降、头痛、痴呆、脑血栓、脑出血、半身不遂、中风偏瘫，甚至猝死。

2. 中老年患者，多次发作可影响脑血管调节功能及大脑微循环，加重脑供血不足，诱发脑梗死等。

3. 影响交际，生活圈缩小，精神压力加大等。

4. 坑边、井边、过马路、旅游登山等正常活动，由于担心梅尼埃病突然发作，都成为危险活动。所以医生提醒中年人一定要特别注意休息和睡眠，避免过度疲劳。梅尼埃病患者需要注意的是，在急性期小心活动，尽量卧床休息，免得因为眩晕而导致摔伤、骨折等危险。长期憋尿的人要注意了，经常憋尿不但会损伤器官引发感染，还会出现排尿性晕厥。因为膀胱排空得比较快，血压下降，导致脑部的供血不足而导致晕厥，如果没有及时就诊，就会诱发心肌梗死、心律失常等严重情况，或有生命危险。

五、如何预防晕厥

晕厥是可以预防的，首先应该找到晕厥的原因，然后针对晕厥发生的机制，采取相应的预防措施。无论心脏病患者还是健康人，都要定期进行体检。45岁以下的人一年做一次，超过45岁的人一年最好做两次心脏体检。此外，当胸闷、胸痛发作次数增多、程度加重或持续时间延长，就应引起足够的重视，立即去就医。有心脏疾病的患者，最好随身携带硝酸甘油等药物，可备不时之需。积极进行体育锻炼，坚持科学系统的训练原则，疾病恢复期和年龄较大者参加运动必须按照运动处方进行，进行长距离运动要及时补充糖、盐和水分，避免发生过度疲

劳、过度紧张等运动性疾病。同时生活有规律，不要过度熬夜，晚上睡觉前不要喝过浓的茶或咖啡，饮食结构均衡，一日三餐规律。处事乐观，减轻各种压力，避免精神紧张、熬夜等诱发因素。对发生过晕厥者应做全面的检查明确原因，避免再发生晕厥。

第二节　癫　痫

病例分享：孩子突然倒地四肢抽搐，这是羊痫风吗？

　　4 岁的彤彤，在幼儿园亲子活动课上突然倒地，口吐白沫，四肢抽搐，神志不清，引发了一场混乱，老师束手无策，家长们担心自家孩子受到惊吓赶紧蒙住孩子的眼睛。欣慰的是，现场有一位懂得癫痫急救知识的家长，立即对孩子进行了紧急处理，见孩子频繁抽搐并及时拨打了"120"，将孩子转送医院进一步检查治疗。经医院详细的专科检查后彤彤被诊断为儿童癫痫。

癫痫是什么？

癫痫俗称"羊痫风"，是由于大脑神经元突发性异常放电，造成大脑短暂功能障碍的慢性疾病。患病后，往往易引发患者出现感觉异常、神志不清、抽搐和痉挛等症状。临床表现具有发作性、短暂性、重复性和刻板性的特点。目前，癫痫已成为临床第二大常见神经疾病，发病率仅次于脑血管病。

那么，对于癫痫你了解多少？日常生活中我们应该引起足够重视，掌握发病的原因、诱因、疾病的症状及发作的第一时间应对处理对患者起着至关重要的作用！

一、第一时间识别

1. 癫痫发病原因　癫痫的病因复杂多样，主要与以下几个方面因素有关：

（1）遗传因素：遗传因素是导致癫痫尤其是特发性癫痫的重要原因，分子遗传学研究发现，一部分遗传性癫痫的分子机制为离子通道或相关分子的结构或功能改变。

（2）脑部疾病：先天性脑发育异常、颅脑肿瘤、颅内感染、颅脑外伤、脑血管病等。

（3）全身或系统性疾病：缺氧、代谢性疾病、内分泌疾病、心血管疾病、中毒性疾病等。

2. 癫痫的症状表现 癫痫可见于各年龄段，易造成缺氧窒息等并发症。癫痫主要的症状表现有：

（1）失神发作：突然发生为典型失神表现、凝视、动作终止，可有眨眼，但基本伴或不伴轻微运动症状，而且病症结束也比较突然。一般持续时间 5~20 s，只有少部分患者持续时间能达到 60 s，以儿童失神癫痫最为常见。

（2）痉挛：通常多为婴儿痉挛，以短暂、突然的双侧肢体与躯干肌的强直性伸性或屈性收缩，以发作性点头为主要表现，偶尔会出现发作性后仰情况。其肌肉收缩时间能达到 1~3 s，一般成簇发作。

（3）强直发作：以发作性双侧或全身肌肉强烈持续的收缩为主要表现，肌肉强直，导致躯体与肢体固定在一定的紧张姿势，包括轴性的躯体伸展前屈或背屈。一般持续时间不会超过 60 s，只有数秒或数十秒。

二、第一时间应对

癫痫发作其实并不可怕，我们可以在有限的时间内通过一些有效的措施来缓解，此时患者周围的亲朋好友可以起到关键作用。患者往往在公众场合发病，这一点是在所难免的，这种时候就需要周围的人们帮助和照料，作为患者最亲密的人平时应该多注意患者发作的一些症状，根据这些症状进行一些针对性的缓解措施。如果只是局部身体抽搐等症状，不必太担心，但需要及时就医，遵医嘱服用相关的药物治疗。但如果患者癫痫的症状突然发作，出现全身抽搐，直接倒在地上，这种情况就十分的紧急和危险，这时我们也绝对不要惊慌，对于遇到癫痫发作时该如何帮助患者，如何挽救患者危急的生命呢？

1. 保持镇定，不要慌张，协助患者躺下侧卧或平躺头偏向一侧，以利于口中分泌物的流出，避免呛咳窒息。

2. 松开衣物，保持呼吸道通畅。

3. 移开旁边的障碍物，务必"制造一个安全的环境"，让患者"安全地结束发作"。

4. 切记不要将手指或任何东西塞入患儿的口中，不可用力按压肢体，以免骨折（图 7-9）。

5. 应始终守护在患者身旁，随时拭去口腔分泌物。

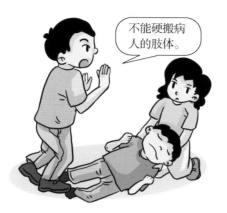

不能硬搬病人的肢体。

图 7-9 勿用力按压肢体

6. 当癫痫发作停止后，患儿会面临一段所谓的"发作后疲倦期"，这时头脑还没有完全清醒，不要去吵他，但要在一旁陪伴到他完全清醒方可离开，或帮助联系其家人，或请人帮忙呼叫救护车。

7. 尽可能记录发作形式、持续时间，有条件时可拍发作视频。

三、第一时间送医

专家提示，遇到以下几种癫痫发作情况需及时送医院进行紧急救治：

1. 发作时间长（超过 5 min）或患者第一次发作。

2. 短时间频繁发作（30 min 内发作 3 次以上）。

3. 连续 2 次发作并且中途没有恢复意识。

4. 呼吸困难或受伤时；有其他疾病如糖尿病、心脏病或妊娠期等。

5. 癫痫发作后患者仍无法自主呼吸或癫痫发作时在水中。

一次癫痫发作大于 5 min 应及时治疗。癫痫发作大于 5 min 时，称为癫痫持续状态，癫痫全面强直阵挛发作，在临床上属于重症。当患者出现该状态，说明癫痫患者病情已经非常严重，若不及时治疗，会给患者带来很大的伤害。反复抽搐及神经元兴奋性毒素的损害可导致患者脑部不可逆的损伤，可能会致残或者死亡率明显增高。有关资料显示，癫痫持续状态时应积极抢救治疗，如果不积极治疗，死亡概率达 3% 以上，癫痫持续状态引起的智力低下、自残或更严重的神经系统后遗症的发生率高达 9%～20%。癫痫发作后及时就医，专科医生会根据情况完善相关检查（如脑电图检查、影像检查、其他实验室检查），确定治疗方案（病因治疗、药物治疗、癫痫外科治疗、生酮饮食、免疫治疗等）。

四、关于癫痫的这些知识，你一定要知道

1. 癫痫常见吗？

癫痫并不少见，正常人群的发病率是 0.5%～2%。据流行病学调查，全世界癫痫患者至少为 5000 万人，我国癫痫患者约占全球癫痫患者的 1/5，约 900 万人，人均患病率约为 0.5%，且每年有 40 万新增癫痫患者。癫痫男女发病率没有明显差异，城市发病率略高于农村。癫痫病并不神秘，也不可怕，许多名人也是癫痫患者（图 7 - 10）。

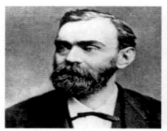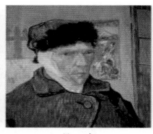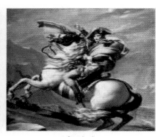

诺贝尔　　　　　　凡·高　　　　　　拿破仑

图 7 - 10　癫痫患者

2. 癫痫发作时错误的施救方式有哪些？

（1）错误抢救姿势一：掐人中。

自从人们知道了"人中"这个穴位后，无论是学过医的还是普通人，遇到晕倒者都是有意识地掐人中。"掐人中"一直以来是民间的"急救神技"，中暑晕倒，掐人中；癫痫发作，掐人中……不管患者如何，反正一开始掐人中就"对"了，现实或电影、电视剧里更是如此。

癫痫一旦发作就无法阻止，直至神经元停止异常放电，因此任何方法都无法终止患者的抽搐。掐人中不仅无法终止抽搐，还有可能带来额外的伤害，比如压伤等（图 7 - 11）。事实上，癫痫急救指南中，都没有"掐人中"这个方法。

（2）错误抢救姿势二：往嘴里塞东西。

为了防止癫痫患者咬伤自己的舌头，抢救者总是千方百计撬开牙齿，放入毛巾等，恨不得把嘴里都塞满了，把筷子等东西放到牙齿之间不让其闭口更是常有的事。美国急救指南关于癫痫急救的指导，认为没有必要在癫痫时防止舌咬伤，因为

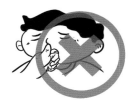
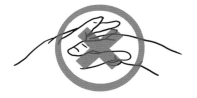

图 7 - 11　忌掐人中

癫痫发作时强大的咬肌闭合有可能导致患者会咬断塞入的东西，而断裂物品容易引起窒息，从而导致非常严重的后果。如果没有专业的急救人员在场，请勿往患者嘴里放任何东西，相对于可能出现的舌咬伤，窒息的后果严重得多（图 7 - 12）。

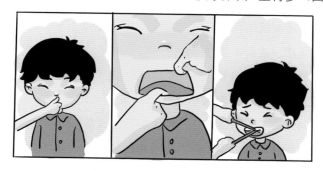

图 7 - 12　勿往患者嘴里放东西

（3）错误抢救姿势三：让癫痫患者正躺。

为了方便施救，人们总是想当然的将患者正面朝上。其实正确的是将患者调整为侧躺姿势，解开其领带、衣扣、腰带等，保持呼吸道通畅。

头偏向一侧，这样有助于呼吸道内的分泌物排出，避免引起吸入性肺炎（图 7 - 13）；如果身体姿势无法调整的话，请将患者的头部向两侧偏转，并及时擦去分

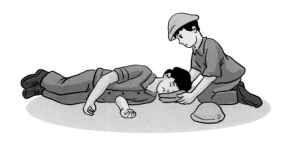

图 7 - 13　保持侧卧位

泌物。当然，有假牙者首先取下假牙，以免误吸入呼吸道。

（4）错误抢救姿势四：按住癫痫患者。

癫痫患者发作时，周围施救的人员总会选择按住患者的肢体，一个人有时还不够，往往是身边的三四个人都上，按住患者的四肢，不让其活动，防止其撞到周围的物体。

我们不应约束患者行动。抽搐时，不要用力按压患者肢体，以免造成骨折或扭伤。发作过后昏睡不醒，尽可能减少搬动，让患者适当休息，可给氧气吸入。对于摔倒在地的患者，应检查有无外伤，如有外伤，应根据具体情况进行处理。

3. 癫痫发作的时候会不会咬断舌头，要不要把舌头扯出来？

在癫痫发作时不要试图把舌头扯出来，这种错误的举动会导致不必要的损伤，包括牙齿脱落，牙龈、舌头损伤甚至呼吸困难。

4. 癫痫发作时有哪些注意事项？

保持镇定。正确的做法是确保患者周围环境安全，头部置于软垫上，摘掉眼镜，让患者头偏向一侧，避免口腔分泌物误吸导致的窒息，解松可能限制他活动的衣服、皮带、领带等（图7-14）。尽力记住并在事后第一时间记录下与发作有关的内容，包括发作当时在干什么，有没有什么诱因（如发热、闪光、声音、惊吓等），有没有先兆（如恐惧、扑到大人怀里、腹痛、呕吐等），发作怎么开始的（只有一

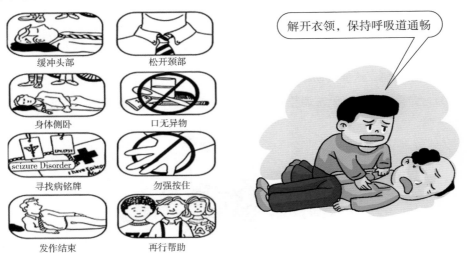

图 7-14　癫痫急救要点

侧肢体？受累从一侧到全身？哪一侧嘴角开始抽动等），精神状态，眼睛、眼睑、口唇颜色，皮肤颜色等；抽动的持续时间；有没有伴随症状及发作后的状态。您提供的资料越详细越有助于医生做出正确判断。

5. 癫痫的预防 癫痫的每一次发作都是对患者身体以及心理的巨大伤害，那么我们就来介绍几种在生活中预防并减少癫痫发作的方式。当然，出现癫痫症状的患者是需要及时到医院进行相应的治疗，争取早日恢复到健康的状态。

（1）作息规律：在日常生活中，要及时增减衣物，室内的温度和湿度对其有一定的影响，导致癫痫发作。在室内做好相应的通风、加湿、保暖等，避免感冒等疾病的发生。

（2）合理饮食：避免过饥、过饱或暴饮暴食，进食清淡、易消化、富于营养的食物，多食水果蔬菜，避免辛辣等刺激性强的食物；戒烟、酒，戒咖啡、浓茶等饮品。

（3）限制看电视和玩电子游戏的时间：正常的看电视对大多数患者癫痫发作并无影响。但应避免过度的看电视和玩电子游戏，对于某些特殊癫痫综合征可能通过闪光刺激引起大脑的异常放电并诱发发作，长时间玩游戏引起疲劳也容易诱发，一般建议看电视时间不宜过长，最好控制在半小时左右。

（4）保持健康的生活方式：要保持良好的生活习惯，经常熬夜、喝酒、吸烟等，严重损害了人体的平衡状态，对于癫痫病患者而言，这种不健康的生活状态，更是不利于疾病的康复，为避免癫痫反复发作，就需要癫痫患者改变自己的生活习惯，养成健康的生活方式。适当地参加体育活动，保证充足的睡眠，不要熬夜。儿童癫痫患者需适当地减少孩子学习负担，营造良好的、轻松的学习环境。

（5）遵医嘱服药，定期就诊复查：早期治疗、规律服药对及早控制癫痫发作是非常重要的，规律服用抗癫痫药使体内药物的浓度保持在一定水平，从而控制癫痫发作。不规律服药很容易导致药物浓度不稳定，不仅不能控制癫痫发作还有可能加重病情。尤其是儿童癫痫患儿的家长一定要配合医生并告知孩子按时按量服药的重要性，服药期间还要遵医嘱定期复查。

（6）注意外出安全：癫痫发作往往突发突止且不能自控，因此外出应注意防止意外的发生。应避免患者单独登高、游泳，尽量不要单独外出。外出需有人陪行，如有发作先兆，应尽快找一安全地点平卧；不易从事高空、水上、炉旁、驾驶或高压电机房等危险性工作，不宜参加剧烈活动和重体力劳动；尽量避免闪光、音乐、惊吓等，减少声光刺激，如使用窗帘，不去嘈杂场所，保持安静环境。

（7）保持心理平衡：癫痫是一种慢性疾病，病情反复发作，因此患者常产生忧虑、自卑心理。首先要让患者正确认识癫痫这个疾病；其次平衡心态，树立治疗信心；保持乐观情绪，消除紧张、恐惧等不安因素。

通过癫痫应急处理常识的宣传教育，让社会更多的人了解和关注癫痫患者，给予更多包容和尊重；学习遇到癫痫患者发作时如何伸出援手有效帮助他们，帮助他们度过生命攸关的一刻，支持、帮助癫痫患者积极治疗，尽早康复，增强患者战胜困难、热爱生活、努力学习、努力工作的信心。

癫痫并不可怕，掌握发作的现场急救并进行积极治疗，一样可以拥有多彩的人生！

第三节　低血糖

病例分享：李奶奶突然出现烦躁不安、易怒、行为怪异等精神症状，这是发生低血糖了吗？

李奶奶 5 年前无明显诱因下出现口干、多饮、多尿、体重下降，去当地医院检查，血糖升高，诊断为 2 型糖尿病。口服二甲双胍缓释片和阿卡波糖治疗，血糖控制不理想，1 年前改用注射胰岛素，每天 2 次，在改用胰岛素过程中曾发生过一次不能自控的哭闹现象，进食后症状改善，李奶奶和家人未引起重视。这天晚上李奶奶头晕，觉得可能是自己血糖升高了，于是偷偷加了胰岛素剂量，睡前李奶奶突然出现烦躁不安、易怒、行为怪异等精神症状，继而又昏迷不醒，家人紧急拨打"120"，急查血糖值低，立即静脉补充葡萄糖，李奶奶逐渐清醒，再次查血糖 6.3 mmol/L。

随着生活水平的提高，糖尿病已成为影响我国人民健康的公共卫生问题（图 7-15），而糖尿病患者是低血糖高发人群。

有学者认为糖尿病患者在降血糖治疗的过程中发生低血糖事件，可能是心血管疾病或者脑部受损等致残、致死率增加的原因。一次严重的医源性低血糖或由此诱发的心血管事件，可能会抵消患者一生将血糖维持在正常范围所带来的益处，而对

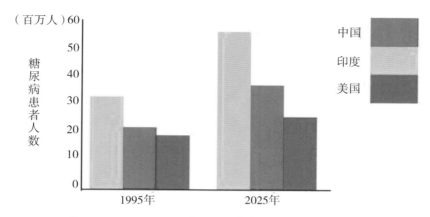

图 7-15 1995—2025 年糖尿病患者数量最多的 3 个国家

于非糖尿病患者或正常人而言，低血糖的危害性也不小，甚至可以引起严重不良事件，因此我们要高度重视低血糖的预防，并及时给予处理。

低血糖是由于生理、病理、医源性的因素导致血浆葡萄糖浓度降低，从而引起的以交感神经兴奋、中枢神经抑制、精神异常的一组临床症候群。非糖尿病患者空腹血糖浓度低于 2.8 mmol/L，糖尿病患者空腹血糖≤3.9 mmol/L。

一、第一时间识别

从两个方面分类。

1. 交感神经兴奋表现　心慌、面色苍白、颤抖、出汗、饥饿等（图 7-16）。

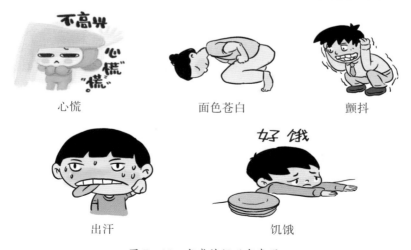

图 7-16 交感神经兴奋表现

2. 脑功能障碍表现　症状轻者精神不集中、思维和语言迟钝、头晕、嗜睡、躁动、易怒、行为怪异等，重者出现惊厥、昏迷甚至死亡（图 7-17）。

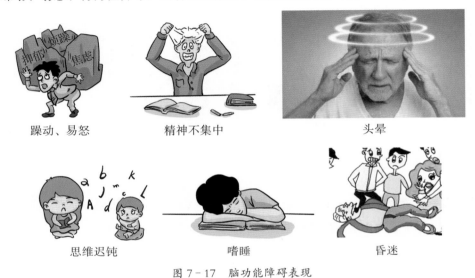

躁动、易怒　　　　　精神不集中　　　　　　　头晕

思维迟钝　　　　　　嗜睡　　　　　　　　　昏迷

图 7-17　脑功能障碍表现

二、第一时间应对

1. 立即让患者坐下休息，给予补糖处理，症状轻的患者补糖可用饮料、糖水、口服葡萄糖片、棒棒糖、蜂蜜或果酱（图 7-18）。

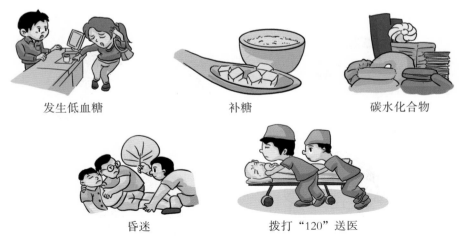

发生低血糖　　　　　补糖　　　　　　　　碳水化合物

昏迷　　　　　　　拨打"120"送医

图 7-18　发生低血糖应对措施

2. 症状重的还需要增加口服碳水化合物的食物，如馒头或面包。

3. 如出现神志障碍、昏迷的患者，立即帮患者侧卧，拨打"120"迅速送往最近的诊所或医院救治，防止意外发生，切忌给昏迷患者喂食，以免发生呼吸道窒息（图 7 - 18）。

4. 在医护人员未到达前，可对呼吸、心跳停止的患者立即行心肺复苏术，施救者注意自我防护，避免交叉感染。

三、第一时间送医

如发生低血糖，应该尽早处理，由于脑组织对低血糖的耐受程度低，低血糖可能导致患者短时间内发生意识丧失而跌倒，可能造成外伤，特别是头颅外伤，严重的持续时间超过 6 h 以上，就会对脑组织造成不可逆的损伤，出现癫痫、昏迷，甚至导致患者死亡。尤其老年人血糖下降会出现交感神经兴奋的症状，引起血管收缩，诱发心绞痛、心肌梗死，甚至猝死。

到医院后马上急查血糖，确诊为低血糖时，首先静脉注射高渗葡萄糖注射液，然后建立另一条静脉通道维持滴注葡萄糖，10～30 min 就要监测一次血糖，直到血糖升高到正常范围。如果血糖还未升高，可以给予地塞米松以及胰高血糖素注射，当血糖恢复正常，患者逐渐清醒后，1 h 监测一次血糖（图 7 - 19），因为很多患者低血糖纠正过来之后，如果不持续静脉滴注葡萄糖，血糖又会降低，所以监测血糖很重要。

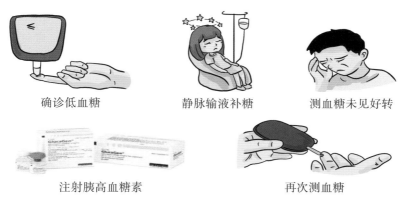

确诊低血糖　　　　　静脉输液补糖　　　　测血糖未见好转

注射胰高血糖素　　　　　　再次测血糖

图 7 - 19　低血糖治疗措施

四、预防低血糖

1. 一日三餐规律进食、营养均衡，避免空腹时跑步、爬楼梯等剧烈活动。

2. 对于糖尿病患者，每天要监测血糖，明确降血糖药的治疗情况，不能擅自加减药量或者停用降血糖药，以免引起血糖波动（图 7 - 20）。

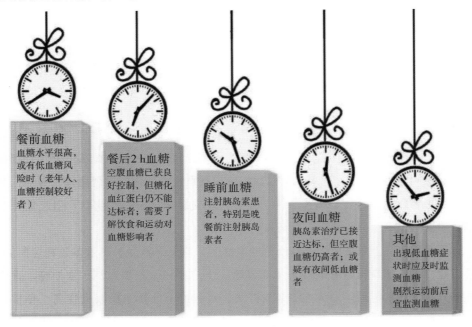

餐前血糖
血糖水平很高，或有低血糖风险时（老年人、血糖控制较好者）

餐后 2 h 血糖
空腹血糖已获良好控制，但糖化血红蛋白仍不能达标者；需要了解饮食和运动对血糖影响者

睡前血糖
注射胰岛素患者，特别是晚餐前注射胰岛素者

夜间血糖
胰岛素治疗已接近达标，但空腹血糖仍高者；或疑有夜间低血糖者

其他
出现低血糖症状时应及时监测血糖
剧烈运动前后宜监测血糖

图 7 - 20　实时监测血糖

3. 日常体检或者产检，关注空腹血糖值，如空腹血糖值太低，及时要医院就诊。

4. 若糖尿病患者有过低血糖病史，一定要随身携带含糖食物，避免低血糖的发生。

5. 酒精能直接导致低血糖，避免酗酒和空腹饮酒。

第四节　哮喘发作

病例分享：一直喘息、咳嗽不见好，是哮喘发作了么？

　　天气晴朗，小雯和朋友出去逛街打算买一瓶香水。在柜台喷了点香水，深呼吸——好香啊！然后就觉得鼻子痒、打喷嚏、眼睛痒、流眼泪，一直在喘息，被人卡住脖子一样难受，四肢冰凉发冷。朋友发现后立即让小王坐下来，嘱其深呼吸，症状仍未缓解，急忙拨打"120"送至医院急诊。急诊医生初步判断小王为哮喘发作，立即予气喘喷雾剂和吸氧治疗，症状得以缓解。

支气管哮喘，简称哮喘，是一种以嗜酸性粒细胞、肥大细胞为主的气道变态反应性炎症和气道反应性增高为特征的疾病。患者表现为反复发作性的喘息、胸闷和咳嗽。

近年哮喘患病率在全球范围内有逐年增长的趋势。目前，全球哮喘患者至少有3亿人，中国哮喘成年患者约 4 570 万人。有研究表明，中国轻度哮喘患者占全部哮喘患者的 75% 左右，轻度哮喘同样会影响患者生命质量，导致活动受限、误工。

一、第一时间识别

1. 咳嗽是支气管哮喘常见症状（图 7 - 21），一般表现为干咳或咳白色泡沫痰。

2. 喘息和呼吸困难，严重时被迫采取坐位或端坐呼吸，甚至出现发绀。

3. 发作时，患者常有胸闷，如病情严重或持续时间长，可有胸痛。严重哮喘患者可出现脉搏增快（图 7 - 22）。

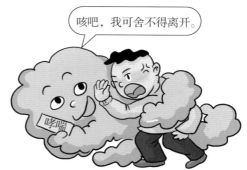

图 7 - 21　咳　嗽

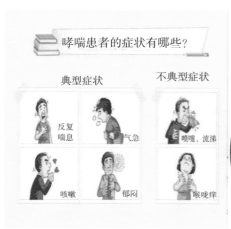

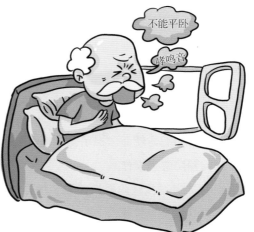

图 7 - 22　哮喘患者症状

二、第一时间应对

1. 协助患者取坐位或者是半卧位休息，让患者抱着枕头跪坐在床上，腰向前倾，此位置有利于患者呼吸，如有条件应立即给予吸氧。

2. 注意患者保暖，环境安静，鼓励患者配合治疗。

3. 室内通风，空气清新，避免室内有煤油、烟雾、油漆等刺激性气体。

4. 如果身边有药物的，立即给予患者药物吸入或口服（图7-23）。

5. 立即呼救，将患者送至就近医院进一步诊治。

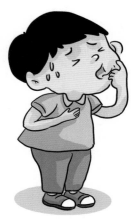

图7-23 药物吸入

三、第一时间送医

哮喘是一种反复发作的慢性疾病，无法彻底治愈，在临床诊疗中有3个误区最常见，大家一定要注意避免。

1. 第一个误区，治疗"见好就收"，擅自停药。部分患者只注意对发作期的治疗，哮喘症状一旦缓解，就停止治疗，结果造成了哮喘反复发作。缓解期间虽然没有哮喘症状，慢性呼吸道炎症依然存在，一旦遇有激发因素哮喘便又发作。建议患者治疗哮喘需坚持3年左右，最好在医生的指导下停药或减药。

2. 第二个误区，害怕副作用，拒绝吸入治疗。部分老年患者担心长期使用激素会带来骨质疏松等副作用，于是拒绝采用此方法治疗。吸入治疗为局部用药，剂量较小，起效快，不良反应较少，患者没必要过于担心。并且正确的吸入用药方法才能保证治疗效果。

3. 第三个误区，忽视肺功能检查。肺功能检查是诊断和评估哮喘病情的重要指标，切莫因图方便而忽视了此项检查。

四、如何预防哮喘发作

1. 确定并减少危险因素接触　部分患者能找到引起哮喘发作的过敏原或其他刺激因素（烟尘、异味），使患者脱离并长期避免接触这些危险因素是防治哮喘最有效的方法（图7-24）。

2. 平时注意保暖　适应气候变化，随时增减衣服，防止感冒，避免因寒冷空气的刺激而诱发哮喘。

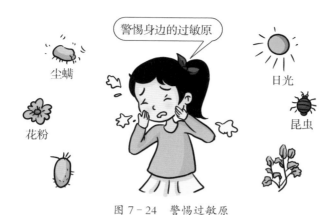

图 7 - 24 警惕过敏原

3. 平时饮食宜清淡而富有营养 忌生冷、肥甘、厚味、辛辣、海鲜发物等，防止生痰上火。

4. 保持心情舒畅 避免不良情绪的影响。

5. 适当体育锻炼 可根据自身情况选择太极拳、八段锦、散步或慢跑、呼吸体操等方法长期锻炼，以逐步增强体质，提高免疫力。劳逸结合，防止疲劳过度。

6. 合理、规律使用药物 控制气道炎症。

7. 常备药物 知道有哮喘病，身边常备控制哮喘的急救药，并确保药物在有效期内（图 7 - 25）。

请遵医嘱用药

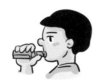

每天用峰流速仪检测肺功能

定期复查

合理运动

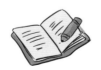

认真记录哮喘日记

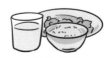

均衡营养

图 7 - 25 哮喘患者自我管理

第五节　过　敏

病例分享：榆林，一座被过敏侵袭的城市

　　2012 年夏天一个晚上，榆林神木市的王明浩在睡梦中突然喘不上气，幸亏被家人及时发现，连夜送到急诊，抢救过来后才知道鼻炎已经诱发过敏性哮喘。2015 年 8 月，王明浩两岁半的儿子也中了招。睡得迷糊的娃娃被鼻塞憋醒，突然坐起来喊"爸爸，我没气了！"王明浩连夜请假乘第二天最早的飞机飞到西安，孩子鼻塞、流鼻涕的情况得到缓解，但王明浩的哮喘反而严重了，父子两人于是又跑到海南过起了"候鸟式"的生活。每到 7—9 月沙蒿花期来临，就是榆林人最难熬的季节：花粉引发的过敏性鼻炎总会如期而至，已成为陕北几十万群众的噩梦。包括榆林患者在内，被称为"21 世纪流行病"的过敏正困扰着全世界 30%～40%的人口。

　　过敏即过敏反应，医学规范名称为"变态反应"，是由抗原抗体引起的一种生物学反应，实质上也是一种免疫反应。过敏反应可轻可重，轻微的会有鼻塞、打喷嚏、流眼泪、拉肚子或是皮肤瘙痒、皮疹、荨麻疹等表现。但严重时会出现心慌、气短、哮喘急性发作、出冷汗、脸色苍白、口唇青紫，甚至血压降低、休克，如不及时抢救可致死亡。

　　近年来，环境污染日益加剧，空气质量严重下降，加之人们生活方式和饮食结构的改变，过敏的发生率越来越高。2011 年世界变态反应组织发布的《世界变态反应白皮书》中指出，变态反应的发病率出现明显上升，已成为全球性的公共卫生问题。国内调查发现，中国过敏性疾病患病率高达 37.74%，约 1/3 的人群都在遭受着过敏的困扰。过敏已成为"21 世纪重点研究和预防的疾病"。

　　尽管过敏影响着越来越多的人，但人们其实对过敏还不是很了解。正常情况下，人体的免疫系统通过产生抗体来保护我们免受病毒和细菌的入侵，但它们在试图保护我们的同时，也会伤害我们（图7－26）。例如，首次被蜜蜂蜇伤，仅在蜇伤部位出现疼痛和发红。如果再次被蜇，有可能会出现荨麻疹或呼吸困难等过敏反应。

当然，点燃我们免疫系统火花的可能是从阳光到土壤的任何东西，甚至是一些对人体无害的物质（如尘螨、花粉或药物），发作的症状也多种多样，有的进展缓慢，有的变化迅速，唯一不变的是它们变得越来越普遍。总之，严重过敏反应是一个急性的、发病不可预知的

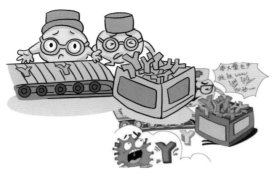

图 7 - 26 抗 体

疾病。一旦发生严重过敏反应，如果能在第一时间进行识别并正确处理，就打开了院前急救的绿色通道，为生命赢得了宝贵的黄金救治时间。

一、第一时间识别

过敏一般为内因跟外因综合影响导致发病，所以病因可分为内因和外因。内因主要包括自体自身的免疫缺陷，外因主要为致敏原的食物或空气中的致敏粉尘。其症状多种多样，可以表现在多个系统或者器官。严重过敏反应的常见症状主要有以下几个方面：

1. **皮肤黏膜** 皮肤是最易受影响的器官，但不总是伴有皮肤黏膜表现，可表现为全身性荨麻疹，皮肤上出现红斑、风团，甚至丘疹、水疱，往往伴有明显的瘙痒，潮红口唇舌及腭垂水肿等（图 7 - 27）。

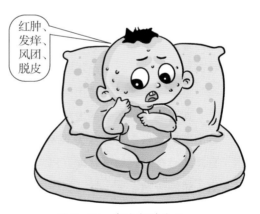

图 7 - 27 皮肤黏膜症状

2. **呼吸系统** 呼吸道症状儿童多见，常表现为咳嗽、打喷嚏、流鼻涕、声音嘶哑、胸闷、气短，严重时可有哮喘、呼吸困难，甚至喉头水肿、窒息等。简单的说就是呼吸不了的感觉，像有只手死命掐住我的气管，感觉下一秒就要窒息。

3. **消化系统** 出现持续的胃肠系统症状，如腹痛、腹泻、腹胀、恶心、呕吐等。

4. 循环系统　心血管症状则多见于成人，心动过速、低血压（休克）、心律失常等。

5. 神经系统　可有头晕、乏力、肌张力减退、麻木、意识丧失、晕厥、抽搐及大小便失禁等。

6. 其他　偶尔会有结膜充血、流泪、发热、口腔烧灼感、关节痛及淋巴结肿大。

7. 典型症状——过敏性休克反应

（1）呼吸道阻塞症状：由喉头水肿、气管和支气管痉挛及肺水肿引起。表现为胸闷、心悸、喉头有堵塞感、呼吸困难及脸色涨红等，伴有濒危感、口干、头昏、面部及四肢麻木。

（2）微循环障碍症状：由微血管广泛扩张所致。表现为面色苍白、烦躁不安、畏寒、冷汗、脉搏微弱及血压下降等。

（3）中枢神经系统症状：由脑部缺氧所致。表现为意识丧失、昏迷、抽搐及大小便失禁等。

（4）皮肤过敏反应：如瘙痒、荨麻疹以及其他各种皮疹等。

8. 并发症

（1）接触性皮炎：患者接触到某一过敏原物质后，皮肤局部会发生瘙痒、水肿或者红斑，更有甚者还会出现水疱、脱皮等现象。

（2）湿疹：现代社会滥用化学制品、环境污染、人们生活节奏快、精神压力大等因素，均可能导致湿疹的发病；湿疹可发生于人体皮肤任何部位。

综上所述，当自身或者发现身边的人出现皮肤瘙痒、皮疹、荨麻疹等其一症状，且伴随心慌、气短、哮喘、出冷汗时，建议及时到医院就诊。

二、第一时间应对

严重的急性过敏反应发作迅速，反应强烈，稍有延误就有可能危及生命。因此在无法及时就医的情况下，应学会必要的现场应急处置进行自救或他救。

第一步：呼救、询问病情。当自身或者发现身边的人出现皮肤瘙痒、皮疹、荨麻疹等其一症状，且伴随心慌、气短、哮喘、出冷汗时，应立即拨打"120"急救电话或送至附近医院，并应当寻求在场或附近的医务工作者帮助。在救护车到达前可先询问相关病情，如目前都有什么症状？以上症状持续多长时间？是否有明确的过敏原接触？既往有无其他的病史？

第二步：取合适的体位。尽量让患者平躺，抬高双腿，以保证循环血量，尤其是出现循环系统症状的；无法平躺的，帮助患者取舒适的体位；有自主呼吸但昏迷的患者应取侧卧位防止误吸；如果患者有呕吐，应保持患者头部偏向一侧并清除异物，以防患者误吸呕吐物导致窒息。

第三步：脱离过敏原。在医务工作者到来前，应尽可能帮助者去除可疑的过敏因素。过敏原又称为致敏原或变应原，是指能够使人发生过敏的抗原，它的特点是第一次接触到该物质不会过敏，下次接触后可出现过敏症状。常见的过敏原有以下几种：

1. 吸入性过敏原

（1）草花粉多见（图7-28）。花粉症发作特点为季节性，有明显的时间性和地区性，与气候变换有关，以豚草和艾蒿致敏性最强。

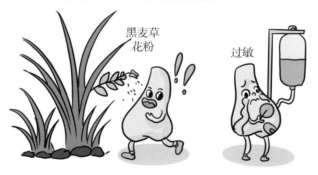

图7-28　花粉过敏原

（2）真菌是最主要的气传过敏原。在沿海、热带或潮湿地区，霉菌容易滋生，是过敏原之一。

（3）尘螨是室内灰尘中过敏原的最主要来源之一（图7-29），约80%的儿童哮喘源于尘螨过敏。

（4）蟑螂的唾液、蜕皮物、分泌物、尸体碎屑和排泄物等均是过敏原，引发哮喘和过敏性鼻炎。

（5）动物毛屑：大多数人群对猫毛、狗毛过敏。

2. 食物性过敏原，如牛奶、鸡蛋、鱼、甲壳类水产动物（虾、蟹、贝类）、花生、大豆、坚果、小麦和芒果、菠萝等。

3. 其他过敏原，如化妆品、金属饰品（手表、项链、戒指、耳环，图 7 - 30）、药物、昆虫、精神因素等。

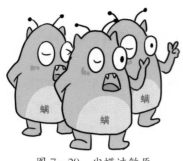

图 7 - 29　尘螨过敏原

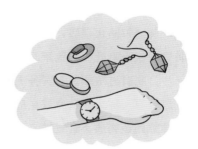

图 7 - 30　金属饰品过敏

第四步：注射肾上腺素。肾上腺素是一种能提高心率、打开气道的激素。当在第一步询问病情时如果了解到患者曾经有过敏史，并随身携带有肾上腺素自动注射器，可以立即肌内注射肾上腺素。切记是肌内注射！具体方法是将自动注射器压在患者的大腿上部，之后将药物注射到肌肉中，注射完后仍然需要去医院进行检查。也有许多人在注射肾上腺素之前，会先服用抗组胺药或类固醇，这是完全错误的做法。如果得不到有效治疗，严重过敏反应持续时间越长，风险会越大。

第五步：监测生命体征。在救治的过程中，无论患者是否注射肾上腺素，都应对患者的心跳、呼吸、血压实施密切监护。若患者一旦出现心跳、呼吸骤停，应立即实施心肺复苏（具体做法参照本书第二章相关内容），直到医务人员赶到。

第六步：局部处理。假如患者是蜂蜇伤引起的过敏，可以对伤口先行处理。螫刺和毒囊仍遗留在皮肤者，可用针挑拨或胶布粘贴拔除，不能挤压，局部用拔罐方式吸出毒液。需要注意的是，蜜蜂蜇伤与黄蜂蜇伤的处置有所不同。如为蜜蜂蜇伤，因其毒液为酸性，可用肥皂水、3%氨水或 5%碳酸氢钠液涂敷蜇伤局部；黄蜂蜂毒与蜜蜂蜂毒不一样，为弱碱性，所以局部可用食醋或 1%醋酸擦洗伤处。

三、第一时间送医

常常听到有人说，如果过敏反应较轻微，则不必送医院自行处理一下就行了。其实过敏反应影响的不止一个器官，起初的症状可能很轻微，但可怕的是，症状的恶化程度非常迅速。严重过敏反应，通常发生在接触过敏原后的 5～30 min，但在极少数情况下，过敏症状会在接触过敏原一个多小时后才开始发作。接受治疗后，严重过敏反应症状可能会复发，这也是去医院就诊十分重要的一个原因。因此，只要发生了过敏反应（图 7-31），无论轻重都应及时送医。

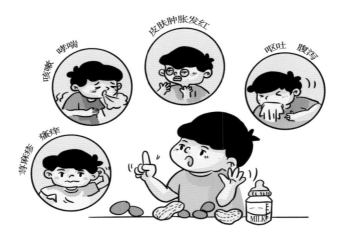

图 7-31　过敏反应症状

最后我们简单地了解一下医院将采取的治疗措施。医务人员依然会首选救治严重过敏反应的"神药"肾上腺素。伴循环系统不稳定的患者会进行液体复苏，考虑使用血管活性药物，给予高流量吸氧，当发生气道水肿或支气管痉挛而导致严重呼吸困难时，会考虑气管插管或气管切开，紧急情况下对成人可行环甲膜穿刺等。严重过敏反应患者经救治脱离危险后，建议应当在医院监护至少 12 h，监测患者的生命体征、血氧饱和度和尿量。若皮肤皮疹至少观察 4 h；有呼吸系统异常，至少观察 6 h；有循环异常的，至少观察 24 h，可考虑入院或 ICU。

四、过敏的相关知识你知道吗

1. 如何确定过敏原？

如果发现自己的皮肤老是莫名其妙出现红肿瘙痒的情况，建议去医院排查过敏原因。通常来说医院主要有两种检测方法。方法一：抽血检查。这种方式主要是查吃的东西以及吸入物里面的致敏物质。方法二：斑贴试验。这种方式主要查化学物品如沐浴液、耳钉、项链等，需要在 48 h 之后才能查看检查结果。

2. 如何避开过敏原？

过敏反应的首选预防措施为避免接触过敏原。

（1）环境要求：用温度调节器减少室内湿度，最好使空气湿度降到 50% 以下；

保持室内清洁，清除蟑螂，处理好宠物及小动物的排泄物和皮屑；减少真菌和霉变的发生。

（2）自身调节：注意不要骤然进出冷热悬殊的环境；多饮水，以清淡、易消化的饮食为主，合理搭配膳食；锻炼身体，增强抵抗力；避免灰尘及有害气体的长期刺激，积极防治急性呼吸道传染病。

（3）识别潜在的触发因素：协同诱发因素可能降低触发过敏反应的阈值。如运动、上呼吸道感染、发热、非甾体类抗炎药或 β_2 受体阻滞剂、情绪低落、酒精、月经期等。

3. 对不同的过敏原可采取哪些预防措施？

（1）尘螨过敏：定期清洁空调过滤网以及床上用品。一般来说，过滤网半个月就要清洁一次，而床上用品最好是一周洗一次。

（2）花粉过敏：春秋季建议戴口罩出门。另可口服抗过敏药，例如氯雷他定；也可以选择外用软膏，如丁酸氢化可的松乳膏。

（3）饰品过敏：不要长时间佩戴首饰，大量出汗的时候要马上取下首饰；买纯钛金、纯金、无镍类的饰品，或者干脆别戴首饰了。

（4）食物过敏：尽量避免食用含有大量异体蛋白，以及有可能引起过敏的一切食物。

（5）药物过敏：一是主动去医院检查，确定致敏药物；二是自己去药房买药时，一定要注意用药禁忌；三是去医院开药时要告诉医生药物过敏史。

4. 过敏能自愈吗？

普通的荨麻疹、急性荨麻疹，很多人可能一生中长过一到两次，吃点药或者是不吃药就自愈了，这是可以自己好的。但是比如常见的特应性皮炎，它从婴儿期过渡到儿童、青少年、成人期，甚至到老年期，可以持续人的一生。这种疾病是不能自愈的，需要我们长期管理、长期用药。

5. 过敏会遗传吗？

要系统看待过敏的遗传问题。我们的皮肤包括身体系统，你的父母可能表现为过敏性鼻炎，但是你可能就会表现出皮炎状态、哮喘状态等。比如我们刚才说的特应性皮炎，婴儿的时候最常见的症状是食物过敏和皮炎，稍微大一点点，儿童时候可能发生哮喘，青少年时候可能发生过敏性鼻炎，这就是它的特应性进程。所以不能说皮炎会遗传，而是过敏体质会发生遗传的，但也分不同的疾病。

6. 过敏会传染吗？

过敏性疾病，我们常见的荨麻疹、皮炎、湿疹，包括还有一些药物过敏，都是不会传染的。

7. 以前食用海鲜、牛羊肉等易致敏物质不过敏的人，为什么会突然过敏了？

我们的生活、环境在不断变化，人的机体状态会慢慢老化，各种免疫状态也是不断变化的，一定状态下机体的免疫环境、免疫状态的改变，导致原来对你无害的物质，突然发生自体的过度反应了，你就发生过敏了。

8. 可以吃药预防过敏吗？

不推荐对无过敏时人群进行预防用药。既往发生严重过敏反应者必须接触可疑过敏原时，可考虑提前 6～12 h 应用糖皮质激素进行预防。糖皮质激素可能降低严重过敏反应的发生率，但不能绝对避免严重过敏反应的发生，因而仍需在预防用药后密切监测，做好救治准备。

第六节　鼻出血

病例分享：流鼻血，用土方子止血可以吗？

陕西乾县的一个 11 岁男孩小强因为误服曼陀罗而出现了中毒症状，幸好服用量小，没有造成大的伤害。小男孩为什么会误服曼陀罗呢？原来是家住农村的小强近段时间出现了流鼻血的症状，奶奶跟别人要了一个治疗鼻出血的土方子，让爷爷去采药，没想到爷爷竟然误采到了曼陀罗。因为药太难喝，小强只喝了 5 口，半小时后，小强开始出现精神症状，变得异常躁动、乱打人，甚至出现了幻觉、不认识父母。小强父母赶紧把他送到医院，经过治疗后小强才好转出院。小强的爷爷是为了给孙子治疗鼻出血，根据土方子采的草药。那么您还知道哪些土方子可以对付流鼻血？流鼻血用土方子治疗是否靠谱呢？

鼻出血是临床常见的症状之一，可由鼻部疾病引起，也可由全身疾病所致。鼻出血（图 7-32）多为单侧，少数情况下可出现双侧鼻出血；出血量多少不一，轻者仅为涕中带血，重者可引起失血性休克，反复鼻出血可导致贫血。多数出血可自止，少数少量出血可自止或自行压迫后停止。

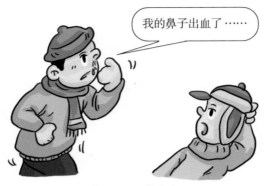

> 我的鼻子出血了……

图 7-32　鼻出血

一、第一时间识别

首先要区分鼻出血与咯血、呕血。咯血为喉、气管、支气管及肺部出血后，血液经口腔咯出，常见于肺结核、支气管扩张、肺癌、肺脓肿及心脏病导致的肺淤血等。呕血是上消化道出血的主要表现之一，当大量呕血时，血液可从口腔及鼻腔涌出，常常伴有消化道疾病的其他症状，全身查体可有阳性体征。鼻出血也有其对应的症状。

1. 有鼻出血相关疾病　如鼻部干燥、鼻阻塞等疾病史，有鼻炎、鼻窦炎，鼻腔、鼻窦肿瘤，鼻中隔偏曲病史，血液系统疾病，鼻部受到外伤撞击或挖鼻过深。

2. 出血前的先兆症状　鼻部热胀感，或鼻腔异物感。

3. 出血的排出形式　多从前鼻孔溢出，剧烈时常同时从口鼻涌出、呕出，也可呈喷射状。

4. 排出血液的性状　鲜红色，一般无混杂物，有时可混有鼻涕或痰液。

二、第一时间应对

1. 摆好体位　如果鼻出血不是严重问题造成的，你可以自己在家进行急救，让鼻子停止流血。先坐下来，坐着比站着舒服。将头往前倾，让血液从鼻孔流出来。你可以用毛巾揾在鼻子底下，吸收流出来的血。不要躺下来，以免血液流入喉咙（图 7-33）。

2. 按压鼻尖　用一根手指和拇指捏着鼻尖，完全堵住两侧鼻孔（图 7-34）。捏着鼻尖可以直接对血管损伤的部位施压，更有效地止血。捏 10 min，然后松开。

如果鼻子仍在流血，那就再捏 10 min，在这过程中，用嘴呼吸。

3. 让身体降温 降低体温可以减少流向鼻子的血液。可以含一冰块或者在鼻子外部皮肤进行冷敷（图 7 - 35）。

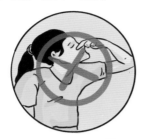 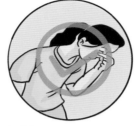

图 7 - 33 头前倾

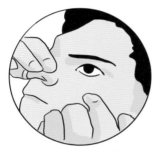 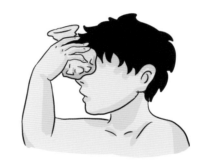

图 7 - 34 按压鼻尖 图 7 - 35 冷 敷

4. 清洗鼻子，然后好好休息 止血后，可以用温水清洁鼻子周围的部位。把脸清洗干净后，休息一会儿，以免再次流鼻血，这时可以躺下来休息。

三、第一时间送医

鼻出血属于急症，治疗时应首先维持生命体征，尽可能迅速止血，并对因治疗（图 7 - 36），如不及时治疗，将会产生严重的后果，如鼻黏膜萎缩、贫血、记忆力减退、视力不佳、免疫力下降，甚至会引起缺血性休克，危及生命。

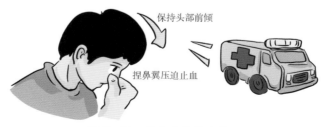

保持头部前倾

捏鼻翼压迫止血

图 7 - 36 鼻出血处理流程

1. 需要注意的是，有些孩子流鼻血与挖鼻孔导致的受伤无关，而是血液疾病造成的。此种情况下的流血，血液流速缓慢，但次数比较频繁，家长一定要注意，发现异常及时到医院进行相关检查并对症治疗，治疗引起鼻出血的根本原因。

2. 如果流血情况很严重，持续超过 30 min，而且经常复发，那么应该及时就医。

3. 如果脸色变得非常苍白、疲倦或分不清自己所在的时间、空间、地点或自身身体状态，也应该就医，这是大量失血的症状。首先安慰紧张、恐惧的患者和家属，使之镇静，以免患者因精神因素引起血压升高，出血加剧，并及时测血压、脉搏，必要时予以补液，维持生命体征平稳。如患者已休克，则应先针对休克进行急救。询问病史时，要询问以下情况：哪一侧鼻腔出血或哪一侧鼻腔先出血、出血的速度和出血量，过去有无反复鼻出血，此次出血有无诱因，有无其他伴随症状等。

4. 如果呼吸困难，尤其是血液流进了喉咙，也需要就医。倒流的血液会刺激喉咙，使你咳嗽，容易引起感染，最终引发呼吸问题。

5. 如果流鼻血是鼻子严重受伤造成的，一定要去看医生。

6. 要是你在服用抗凝血药物（华法林、氯吡格雷），或是在每天服用阿司匹林期间流鼻血，也要就医。

四、如何预防鼻出血

预防比治疗更有价值！平时应注意预防鼻出血的发生，措施如下：

1. 避免鼻部受到外伤。

2. 室内保持空气清新，适当开窗通风换气，温度宜保持在 18 ℃～20 ℃。因空气过于干燥可诱发鼻腔出血，所以空气湿度应≥60%。

3. 老年性鼻出血患者多伴有高血压、冠心病、支气管炎等，应定期防治原发病，必须针对病因进行相应的治疗，尤其是高血压患者，必须尽快将血压控制在正常或接近正常的水平，观察病情变化，并及时到医院就诊。

4. 易消化软食，多吃水果蔬菜，忌辛辣刺激饮食，并保持大便通畅，便秘者可给予缓泻剂。

5. 避免长期处于高温干燥的环境和接触刺激性、化学性物质，避免反复过度辛辣的饮食和过多饮酒，避免频繁熬夜。

6. 儿童鼻出血患者应纠正挖鼻、抠鼻，好奇放置异物等不良习惯，如果是因为过敏性鼻炎而抠鼻，则应采用抗过敏药物进行治疗。

7. 如果出现反复鼻子出血的情况，就要对鼻腔进行详细的检查。查看有无明显的鼻中隔偏曲及其程度，有无鼻腔血管瘤、出血性息肉、鼻咽血管纤维瘤等鼻腔、鼻窦良恶性肿瘤。这些情况可能需要进一步的手术治疗。

第七节　呕　血

病例分享：孙子机智急救让爷爷转危为安

　　8月15日晚餐时，70岁的韩爷爷突然感觉胃部不舒服并出现了呕吐，挨着坐的韩雷发现爷爷面色苍白、呼吸急促、无力等症状。因为呕吐物为鲜红色，而且爷爷有胃溃疡病史，韩雷怀疑爷爷是上消化道出血，便立即要韩爸爸拨打"120"急救电话，而他一边安慰爷爷一边将爷爷抱到床上，垫高下肢，并盖被保暖，还告诉爷爷呕血的时候，要将头侧到一边。这时候爷爷说口渴了，韩雷告诉爷爷暂时不能喝水、吃东西，并在一旁观察爷爷的心跳、呼吸等情况。终于，救护车来了，由于韩雷处理得当，爷爷住进医院的消化内科并转危为安，医生表扬了韩雷，并给韩雷爸爸妈妈上了一堂呕血的急救处理的科普课。

　　呕血是指上消化道（屈氏韧带以上的消化器官，包括食管、胃、十二指肠、肝、胆、胰）或全身性疾病所致的急性出血，血液经胃从口腔吐出，呈鲜红色或咖啡样变性血液（图7-37）。

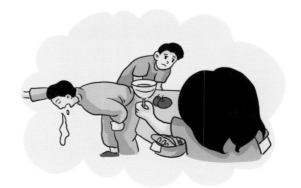

图 7-37　呕　血

一、第一时间识别

1. 上腹部剧痛，呕出红色或咖啡色并混有食物残渣样物质。

2. 突然出现头晕、心慌、晕倒、呼吸困难等症状。

3. 出现面色苍白蜡黄、结膜苍白、全身乏力、血常规指标下降等情况。

二、第一时间应对

1. 上消化道疾病

（1）食管：外伤，食管癌，食管炎症，食管溃疡，异物，静脉曲张。

（2）胃：消化性溃疡，急慢性胃炎，胃异物，肿瘤，结核。

（3）十二指肠：十二指肠溃疡，肿瘤，炎症（图7-38）。

2. 其他疾病　如过敏性紫癜，血管瘤，肝、胆、胰疾患，血友病，药物等引起的病变。

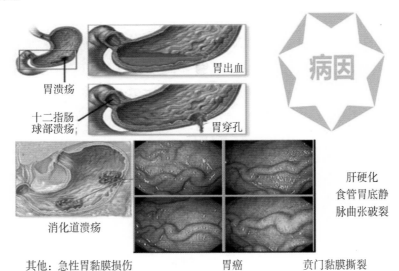

图 7-38　呕血常见病因

三、第一时间急救

1. 正确的院外急救措施

（1）立即让患者卧床休息，头低足高，并偏向一侧，以防误吸而引起窒息。

（2）给患者保暖，并迅速与急救中心、医院联系。

（3）密切观察患者的血压、脉搏、呼吸及尿量等。

（4）禁止饮食饮水，以免加重病情。

（5）给予精神安慰，缓解患者恐惧心理。

（6）保留患者的呕吐物和大便，便于医生病情评估。

2. 这些急救误区你千万别做

（1）让患者坐在椅子上或者靠着床头，会导致患者呕吐时，将呕吐物误吸进入气管，引起窒息死亡。

（2）喂患者喝水、吃东西，会诱发胃酸分泌，加重呕血症状。

（3）丢弃患者的呕吐物和大便，在患者就医的过程中，耽误诊断病情的时间，最终延误治疗时间。

四、知识拓展

1. 呕血量的判断

（1）胃内积血量达 250～300 mL 时即能引起呕血。

（2）轻度呕血：一次呕血量在 400 mL 以下，仅有头晕，全身症状很少。

（3）中度呕血：一次呕血量超过 400～500 mL 时，可出现头晕、心悸、乏力等症状。

（4）重度呕血：出血量超过 1000 mL 时，可出现精神萎靡、烦躁不安、面色苍白、口唇发绀、呼吸急促、皮肤湿冷等，严重者引起失血性休克。

2. 呕血停止的判断

（1）经数小时对呕血者的观察，无新的呕血与便血，脉搏、血压平稳。

（2）只呕血一次，在 48 h 再无继续呕血，可能出血停止。

（3）患者各方面情况都正常。

3. 继续呕血的判断

（1）输血给液之后休克症状不见好转。

（2）反复呕血呈鲜红色，肠鸣音亢进，黑便增多而呈暗红色。

（3）病程短而又继续恶化。

（4）红细胞计数、血红蛋白计数继续下降。

（5）液体补充已足量，但血尿素氮继续升高。

第八节 咯 血

病例分享：咯血，很要命吗？

近日收治了一名男性咯血患者，张先生，46 岁，慢性咳嗽、咳痰病史 10 余年，间断咯血 2 年，此次因咳嗽、咳痰伴咯血 1 天入院，护士在给他上心电监护仪时，张先生问，咯血，很要命吗？

咯血经典人物有《红楼梦》中的林黛玉。

咯血是指气管、支气管及肺实质出血，血液经咳嗽由口腔咯出的一种症状。是喉部以下呼吸道或肺血管破裂，血液随咳嗽从口腔咯出。咯血可分痰中带血、少量咯血（每天咯血量少于 100 mL）、中等量咯血（每天咯血量 100～500 mL）和大咯血（每天咯血量达 500 mL 以上或一次咯血量达 300 mL 以上）。痰中带血丝或小血块，多由于黏膜或病灶毛细血管渗透性增高，血液渗出所致；大咯血，可由于呼吸道内小动脉瘤破裂或因肺静脉高压时支气管内静脉曲张破裂所致。

凡痰中带有血丝，或痰血相兼，或纯血鲜红，均称为咯血。咯血既是一个独立的证候，又是多种疾病中的一个症状，主要涉及西医学的支气管疾病，如支气管扩张症、支气管炎、支气管内膜结核、支气管肺癌等；肺部疾病，如肺结核、肺炎、肺部肿瘤、肺吸血虫病、肺栓塞等；心血管疾病，如左心衰竭、二尖瓣狭窄等；其他如血液病、钩端螺旋体病、结节性动脉炎等（图 7-39）。大量咯血死亡率高，而痰中偶带血丝由于症状轻，容易被患者及医师忽视，因而必须引起重视。

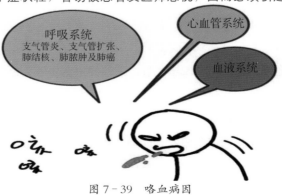

图 7-39 咯血病因

一、第一时间识别

第一时间识别咯血，尤其是大咯血，能挽救患者的生命。咯血在识别的时候主要是通过一些特异性的临床表现。

1. 咯血。

2. 伴随以下症状（图 7 - 40）。

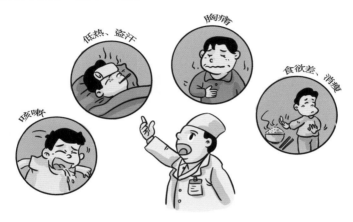

图 7 - 40　咯血伴随症状

3. 大量咯血时患者出现情绪紧张、面色灰暗、胸闷及咯血不畅等，往往为窒息的先兆，应给予警惕。咯血要注意与呕血鉴别（表 7 - 1）。

表 7 - 1　咯血与呕血的鉴别

项目	咯血	呕血
病因	肺结核、支气管扩张、肺癌、肺炎、肺脓肿心脏病等	消化性溃疡、肝硬化、急性胃黏膜病变、胆道出血、胃癌等
出血前症状	喉部痒感、胸闷、咳嗽等	上腹部不适、恶心、呕吐等
出血方式	咯出	呕出，可为喷射状
血的颜色	鲜红	棕黑色、暗红色、有时为鲜红色
血内混有物	泡沫痰	食物残渣、胃液
酸碱反应	碱性	酸性
黑便	无（咽下血液时可有）	有、可为柏油样便，可持续数日
出血后痰的性状	痰中带血	无痰

二、第一时间应对

1. 设法劝慰患者，消除惊慌。让患者取侧卧位，头侧向一方，不要大声说话和用力咳嗽（图7-41），用冷毛巾或冰袋冷敷胸部（但要注意其他部位保暖），减少咯血。出血量多的可用沙袋压迫患侧胸部，限制胸部活动（适用于病变部位已经明确的患者）。如离医院很远，则应在咯血缓解后才能送医院抢救，否则途中颠簸会加重病情，甚至死亡。

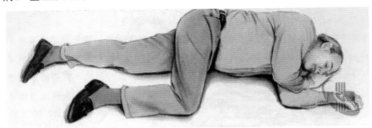

图7-41 侧卧位，头侧向一方

2. 口服三七粉或云南白药；农村也可用草木灰冲服止血；还可取鲜藕捣烂取汁冲服半碗，必要时服镇静药。

3. 大咯血常造成窒息，一定要嘱咐患者把血吐出，不能强行憋住，也不要咽下，以免血块堵住气管。患者在咯血中，突然咯不出来，张口瞪目、烦躁不安、不能平卧、急于坐起、呼吸急促、面部青紫和喉部痰声漉漉，这些都是窒息的信号，有经验的患者还会用手指指着喉部，示意呼吸道堵塞（图7-42）。此时当争分夺秒，想方设法迅速排除呼吸道凝血块，恢复呼吸道畅通。

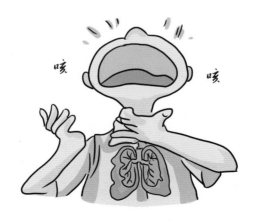

图7-42 窒 息

咯血所致窒息患者的抢救立即拦腰抱起患者，让其上身俯下、头低垂，轻拍患者背部（图7-43）。

若是卧床患者，应立即让患者上半身垂在床沿下（图7-44）。

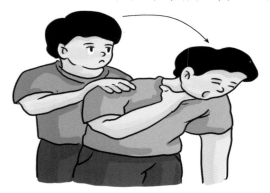

图7-43　窒息患者立位抢救

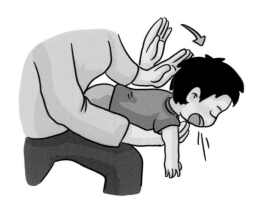

图7-44　窒息患者俯卧位抢救

如果患者病变部位明确，上身悬垂时注意健侧在上，病侧在下，同时将患者头向后仰伸，用金属匙柄，或用手指（包上纱布），撬开患者上下牙，清除口腔内血块，轻轻拍击患者背部，以利呼吸道内瘀血块排出。

三、第一时间送医

如果发现患者已停止呼吸，应立即做口对口人工呼吸。操作者一只手捏住患者的鼻孔，另一只手托起其下颌，尽量将头部后仰，然后深吸一口气，随即口对口地向患者口腔吹气，每分钟14～16次，这是最可取的方法。待患者恢复自动呼吸、面色转红和脱离危险后，立即送医院救治。

四、咯血有多危险？这些知识，你一定要知道

作为普通人，可能觉得咯血没有多大的危害，有的人甚至想着女性每个月的月经量比咯血量还多，咯血没什么恐怖的。殊不知咯血大多是肺动脉出血，肺动脉内压力较低，仅为主动脉压力的 1/6 左右，但血管床丰富，血流量大，全身血液约 97%流经肺动脉进行气体交换，支气管动脉来自体循环压力较高，破裂后可引起大量出血。大量出血，常造成窒息，突然死亡。

五、咯血的 3 大"暗号"，你了解吗

1. 喉痒，患者恐惧不安。

2. 突然胸闷，挣扎坐起。

3. 呼吸困难加剧，面色青紫，继而发生窒息、昏迷。

六、如何预防咯血

预防比治疗更有价值！

绝大部分的咯血患者能找到发病原因，可防可控，我们现在就可以提早采取措施来预防。

1. 预防感冒　外出时要根据天气变化增加衣服，防止受寒感冒。

2. 注意饮食　饮食以富含维生素的食物为首选。

3. "管理空气"　房间经常通风，保持适宜温度（18 ℃～25 ℃）和湿度（40%～70%）。

4. 锻炼身体　要进行适度的体育锻炼和呼吸功能锻炼。

5. 备急救药物　家里要备小药箱，尤其要备足止咳药物，如治疗干咳为主的喷托维林（咳必清）片和糖浆；以镇咳为主的可愈糖浆；以镇咳化痰为主的棕铵合剂等。家庭必备止血药物如云南白药、镇静药如地西泮等。注意要及时更换小药箱里的过期药物。

6. 戒烟、限酒　患有呼吸道疾病的患者，一定要戒烟、限酒，以减少发生咯血的诱因。

7. 保持心情舒畅。

图书在版编目（ＣＩＰ）数据

第一时间：你要比"120"更快 / 石泽亚，祝益民主编. —
长沙：湖南科学技术出版社，2021.11
ISBN 978-7-5710-1275-5

Ⅰ．①第… Ⅱ．①石… ②祝… Ⅲ．①急救－基本知识
Ⅳ．①R459.7

中国版本图书馆 CIP 数据核字(2021)第 208077 号

第一时间——你要比"120"更快

主　　编：石泽亚　祝益民
出 版 人：潘晓山
责任编辑：王　李
出版发行：湖南科学技术出版社
社　　址：长沙市芙蓉中路一段 416 号泊富国际金融中心
网　　址：http://www.hnstp.com
邮购联系：0731-84375808
印　　刷：长沙市宏发印刷有限公司
　　　　　（印装质量问题请直接与本厂联系）
厂　　址：长沙市开福区苏家托大星村
邮　　编：410000
版　　次：2021 年 11 月第 1 版
印　　次：2021 年 11 月第 1 次印刷
开　　本：710mm×1000mm　1/16
印　　张：17
字　　数：290 千字
书　　号：ISBN 978-7-5710-1275-5
定　　价：60.00 元